中医经典必读丛书

田思胜◎总主编

金匮悬解 校注版

清·黄元御◎著

田 虎 刘 毅 郝菲菲 田思胜◎校注

中国健康传媒集团
中国医药科技出版社

内容提要

　　《金匮悬解》是黄元御对《金匮要略》的考订、注释著作。《金匮要略》原书内容被分为 7 类，每类之前述其概略，每节经文之后，详加注解阐述。本次整理选择精善本，精勘细校，并对文中疑难字句进行释义。本书适合中医工作者、中医爱好者参考阅读。

图书在版编目（CIP）数据

　　金匮悬解：校注版／（清）黄元御著；田虎等校注 . —北京：中国医药科技出版社，2024.6

　　（中医经典必读丛书／田思胜主编）

　　ISBN 978 - 7 - 5214 - 4627 - 2

　　Ⅰ . ①金… Ⅱ . ①黄… ②田… Ⅲ . ①《金匮要略方论》- 研究 Ⅳ . ①R222.39

　　中国国家版本馆 CIP 数据核字（2024）第 094994 号

美术编辑　陈君杞
版式设计　南博文化

出版　**中国健康传媒集团** | 中国医药科技出版社
地址　北京市海淀区文慧园北路甲 22 号
邮编　100082
电话　发行：010 - 62227427　邮购：010 - 62236938
网址　www. cmstp. com
规格　880×1230mm $^{1}/_{32}$
印张　7 $^{1}/_{4}$
字数　175 千字
版次　2024 年 6 月第 1 版
印次　2024 年 6 月第 1 次印刷
印刷　河北环京美印刷有限公司
经销　全国各地新华书店
书号　ISBN 978 - 7 - 5214 - 4627 - 2
定价　**29. 00 元**

获取新书信息、投稿、为图书纠错，请扫码联系我们。

校注说明

    《金匮悬解》成书于 1748 年，1750 年订正。作者黄元御，名玉路，字元御，一字坤载，号研农，别号玉楸子，山东昌邑人。生于康熙四十四年乙酉，卒于乾隆二十三年。黄氏少负奇才，聪明过人，甫成童，即为诸生，然其于盛壮之年，偶患目疾，由庸医误治，致蟹睛突出，目视不明，无奈之下弃仕途而致力于岐黄之术。黄氏著述甚多，著有《素问悬解》《灵枢悬解》《难经悬解》《伤寒悬解》《金匮悬解》《伤寒说意》《四圣心源》《四圣悬枢》《素灵微蕴》《长沙药解》《玉楸药解》等书。

    《金匮悬解》是黄元御对《金匮要略》的考订、注释著作。《金匮要略》原书内容被分为 7 类，每类之前述其概略，每节经文之后，详加注解阐述。申士秀认为此书："说必解颐，趣皆炙舌，真所谓发智灯于暗室，渡宝筏于迷津者也。"

    《金匮悬解》刻本有乾隆十五年庚午（公元 1750 年）山东历下申士秀精抄本，咸丰十一年辛酉长沙徐树铭燮和精舍刻本，同治七年戊辰江夏彭器之成都刻本，同治八年己巳长沙黄济重庆刻本，光绪二十年甲午上海图书集成印书局排印本，公元 1934 年上海锦章书局石印本等。

    此次点校以咸丰十一年辛酉长沙徐树铭燮和精舍刻本为底

本，以同治七年戊辰江夏彭器之成都刻本为主校本。以光绪二十年甲午上海图书集成印书局排印本，公元1934年上海锦章书局石印本为旁校本。

校勘的具体情况如下：

1. 书为竖排繁体，现改为横排简体。异体字、古体字、通假字等均改为现行通用简化字，不出校。原本因竖排所用"右"字，现因改为横排，全改为"上"字，不出校。

2. 书目录与正文不一致处，互相补正，或据本书体例补正增删，出校。对底本中明显的错字，径改，不出校。

3. 对底本中明确是错讹、脱漏、衍文、倒置处，予以校正，并出校记。

4. 对底本与校本互异，若难以判断是非或两义皆通者，则不改原文，而出校记并存，或酌情表示有倾向性意见；若属一般性虚词而无损文义者，或底本无误而显系校本讹误者，一般不予处理。若底本与校本虽同，但原文却有误者，予以勘正，并出校说明理由；若怀疑有误而不能肯定者，不改原文，只在校注中说明。

5. 对一些已己不分、日曰混用的字，均予以校正，不出校记。

由于水平所限，不当之处，难以避免，敬请指正。

校注者

2024年3月

金匮要略方论原序

　　张仲景为《伤寒杂病论》合十六卷，今世但传《伤寒论》十卷，杂病未见其书，或于诸家方中载其一二矣。

　　翰林学士王洙在馆阁日，于蠹简中得仲景《金匮玉函要略方》三卷，上则辨伤寒，中则论杂病，下则载其方并疗妇人。乃录而传之士流，才数家耳。尝以对方对证者施之于人，其效若神。然而或有证而无方，或有方而无证，救疾治病，其有未备。

　　国家诏儒臣校正医书，臣（奇）先校定《伤寒论》，次校定《金匮玉函经》，今又校成此书。仍以逐方次于证候之下，使仓卒之际，便于检用也。又采散在诸家之方，附于逐篇之末，以广其法。以其伤寒文多节略，故断自杂病以下，终于饮食禁忌，凡二十五篇，除重复，合二百六十二方，勒成上、中、下三卷，依旧名曰《金匮方论》。

　　臣（奇）尝读《魏志·华佗传》云：出书一卷，曰此书可以活人。每观华佗凡所疗病，多尚奇怪，不合圣人之经。臣（奇）谓：活人者，必仲景之书也。

大哉炎农圣法，属我盛旦！恭惟主上丕承大统，抚育元元，颁行方书，拯济疾苦，使和气盈溢，而万物莫不尽和矣！

太子右赞善大夫臣高保衡

尚书都官员外郎臣孙奇　等谨上

尚书司封郎中充直秘阁校理臣林亿

金匮悬解自叙

仲景先师，著《金匮玉函要略》一书，垂诸杂病之法，以约言而析玄理。玉楸子神宇天光，自负解者，乃参伍悦研，三载于兹。真宰恍惚，未得其眹。百家诸子之论，率皆过目而冰销，入耳而瓦解，兹独惊怖其言，譬犹河汉无极，其义何居？《南华》之奇，《太玄》之奥，可谓諔诡幻怪之至矣，然何至如此之闭结不解也。

仲景先师，忧念元元，意济后来，知其解者，旦暮俟之。千百年来，竟索解人不得，此真欲广文通恨事已。

戊辰，孟秋，既成《伤寒悬解》，乃复凝思眇虑，入此坚白。心游万仞，精骛八极，八月末望，又告成功。灵思妙悟，悦恍离披，幽理玄言，往来络绎。向解《伤寒》，心枯神瘁，几于白凤朝飞，彩毫夜去，讵以强弩之末，竟尔羽没石开，是亦千古之奇也。

盖扬庄之文，义浅而辞深，《金匮》之书，言显而理晦，非精于《灵》《素》之理者，不能解《金匮》之言。昧其理而求其言，是以幽冥而莫睹其原。注《金匮》者，蕙质而蓬心，金口而木舌，是皆今日适越而昔来者也。仆也身登会稽，亲探禹穴，目睹越国江山，知昔日之来者，歧路迷罔，自谓适越而非也。

嗟呼！扁、桑流誉于针砭，和、缓蜚声于方药，彼岂乐此而为之？丈夫有志，郁沦奥渫，胸臆约结，何以为欢，求为医经药录，启先圣之玄扃，非第消永日而遣牢思，抑亦康济斯民之术也。由是刿心刻意，而书传焉。下之辞赋诗歌之丽，雕虫篆刻之工，詹詹小言，间间小智，壮夫何心而为此也。

戊辰八月东莱都昌黄元御撰

金匮悬解后叙

慨自俞跗云遥，巫彭既远，玉版之奇寝失，灵兰之秘无传，此膏肓之病，所以难为，而太和之春，无人更贮也。

乃有都昌上士，莱国鸿生，史服经衣，探《八索》《九丘》之奥，仁巢义杖，发三辰五岳之灵。本良相之心为良医，即活人之手而活国，技已精于三折，病不患夫四难。独念长沙，真集大成之圣，惟兹《金匮》，难期冥悟之人，遂乃妙弃筌蹄，旁搜秘籍。当其探奇抉奥，则志无二格，灵有专门，及乎提要钩玄，则说必解颐，趣皆炙舌，真所谓发智灯于暗室，渡宝筏于迷津者也。

嗟乎！当今之世，门檀桐君之术，家传葛氏之方，求其返正绪于玄都，扬令名于录籍者鲜矣。得是解而读之，心花月透，意蕊春开，行见宝饵可以缓童年，妙药可以驻斜景，岂非囊中之玉律，肘后之金科也欤！

仆学迷脉色，每怀橘井苏公，识暗针砭。今识杏林董子，未调九候之则，壮不如人，欲觅千金之方，卿须怜我。制锦裳于云表，愧乏中郎黄绢之词，寿金石于人间，快探委宛紫书之秘，聊申扬挖，以附缥缃云尔。

乾隆岁次上章敦牂窃月历下申士秀谨序
于莲子湖上之鹊华山房

叙

    《金匮要略》，张仲景论杂病之书，晋·王叔和编为二十五篇，二百六十二方，为医杂病之祖本。

    国朝徐彬有《金匮要略论注》二十四卷，较之元人朱丹溪《金匮钩玄》，似较明晓。下至赵良《集注》，以及李䑌、程林、魏荔彤、尤怡、周扬俊、沈明宗、高世栻、李升玺诸家，各有注释，皆主一偏之见，未能融贯，以其于《灵》《素》之理不精也。

    此书古奥，又系残篇，错简缺文，读之疑团满腹，真是千古恨事！

    黄氏坤载，于失次者序之，残缺者补之，扫尽诸家俗说，独探骊珠。遂使长夜漫漫，复睹智灯龙烛，岂非仲祖之功臣欤！

道光十八年初秋三日便识

目 录

| 金匮悬解卷一 |

脏腑经络十六章 ·· 1

| 金匮悬解卷二 |

外感 ·· 9

五脏风寒积聚二十一章 ······························ 9

五脏风寒十九章 ·· 9

姜甘苓术汤一 ······································ 14

麻仁丸二 ··· 16

积聚二章 ·· 16

| 金匮悬解卷三 |

外感杂病 ·· 20

中风历节九章 ·· 20

中风三章 ·· 20

历节六章 ·· 23

桂枝芍药知母汤三 ······························· 25

乌头汤四 ··· 25

1

附方 ·········· 25

《千金》矾石汤一 ·········· 25

崔氏八味丸二 ·········· 26

| 金匮悬解卷四 |

外感杂病 ·········· 27

痉湿暍二十七章 ·········· 27

痉十三章 ·········· 27

栝楼桂枝汤五 ·········· 29

葛根汤六 ·········· 30

大承气汤七 ·········· 31

湿十一章 ·········· 31

麻黄加术汤八 ·········· 33

麻黄杏仁薏苡甘草汤九 ·········· 33

防己黄芪汤十 ·········· 34

桂枝附子汤十一 ·········· 34

去桂加白术汤十二 ·········· 35

甘草附子汤十三 ·········· 35

暍三章 ·········· 36

白虎加人参汤十四 ·········· 36

瓜蒂汤十五 ·········· 37

| 金匮悬解卷五 |

外感杂病 ·········· 38

疟病五章 ·········· 38

白虎加桂枝汤十六 ·········· 40

蜀漆散十七 ·········· 41

鳖甲煎丸十八 ·········· 42

附方 ·· 42

《外台》柴胡去半夏加栝楼根汤三 ············· 42

《外台》柴胡桂姜汤四 ··························· 42

金匮悬解卷六

外感杂病 ··· 44

百合狐惑阴阳毒十三章 ···························· 44

百合九章 ·· 44

百合知母汤十九 ······························ 45

滑石代赭汤二十 ······························ 46

百合鸡子汤二十一 ·························· 46

百合地黄汤二十二 ·························· 47

百合洗方二十三 ······························ 47

栝楼牡蛎散二十四 ·························· 47

百合滑石散二十五 ·························· 48

狐惑二章 ·· 48

甘草泻心汤二十六 ·························· 49

苦参汤二十七 ································ 49

雄黄散二十八 ································ 49

赤小豆当归散二十九 ······················ 50

阳毒一章 ·· 50

升麻鳖甲汤三十 ······························ 51

阴毒一章 ·· 51

升麻鳖甲去雄黄蜀椒汤三十一 ············· 51

金匮悬解卷七

内伤 ··· 52

血痹虚劳十八章 ·································· 52

血痹二章 ·································· 52

　　黄芪桂枝五物汤三十二 ·················· 53

虚劳十六章 ·························· 54

　　桂枝龙骨牡蛎汤三十三 ·················· 57

　　小建中汤三十四 ······················ 58

　　黄芪建中汤三十五 ···················· 59

　　薯蓣丸三十六 ······················ 60

　　酸枣汤三十七 ······················ 60

　　大黄䗪虫丸三十八 ···················· 61

附方 ······························ 62

　　《千金翼》炙甘草汤五 ·················· 62

| 金匮悬解卷八 |

内伤杂病 ···························· 63

惊悸吐衄下血瘀血十八章 ················ 63

惊悸四章 ·························· 63

　　桂枝去芍药加蜀漆龙骨牡蛎救逆汤三十九 ······ 65

　　半夏麻黄丸四十 ····················· 66

吐衄下血瘀血十四章 ···················· 66

　　大黄黄连泻心汤四十一 ·················· 71

　　柏叶汤四十二 ······················ 71

　　黄土汤四十三 ······················ 72

| 金匮悬解卷九 |

内伤杂病 ···························· 73

奔豚四章 ·························· 73

　　奔豚汤四十四 ······················ 74

　　桂枝加桂汤四十五 ···················· 75

　　茯苓桂枝甘草大枣汤四十六 ·············· 75

| 金匮悬解卷十 |

内伤杂病 ·· 76

水气三十二章 ·· 76

越婢汤四十七 ·· 87

防己茯苓汤四十八 ··· 88

越婢加术汤四十九 ··· 89

甘草麻黄汤五十 ·· 89

麻黄附子汤五十一 ··· 89

杏子汤五十二 ·· 90

黄芪芍药桂酒汤五十三 ···································· 90

桂枝加黄芪汤五十四 ······································ 91

桂甘姜枣麻附细辛汤五十五 ······························ 92

枳术汤五十六 ·· 92

| 金匮悬解卷十一 |

内伤杂病 ·· 93

消渴小便不利淋十三章 ···································· 93

文蛤散五十七 ·· 96

猪苓汤五十八 ·· 97

肾气丸五十九 ·· 98

栝楼瞿麦丸六十 ·· 99

蒲灰散六十一 ·· 99

滑石白鱼散六十二 ··· 99

茯苓戎盐汤六十三 ··· 99

| 金匮悬解卷十二 |

内伤杂病 ·· 100

黄疸二十三章 ·· 100

茵陈蒿汤六十四 …………………………………… 106

栀子大黄汤六十五 ………………………………… 106

硝矾散六十六 ……………………………………… 107

茵陈五苓散六十七 ………………………………… 107

猪膏髮煎六十八 …………………………………… 107

大黄硝石汤六十九 ………………………………… 108

｜金匮悬解卷十三 ｜

内伤杂病 …………………………………………… 110

呕吐哕下利四十九章 ……………………………… 110

呕吐哕二十四章 …………………………………… 110

大半夏汤七十 ……………………………………… 113

茯苓泽泻汤七十一 ………………………………… 113

文蛤汤七十二 ……………………………………… 114

猪苓散七十三 ……………………………………… 114

大黄甘草汤七十四 ………………………………… 115

四逆汤七十五 ……………………………………… 115

小柴胡汤七十六 …………………………………… 116

半夏泻心汤七十七 ………………………………… 116

吴茱萸汤七十八 …………………………………… 116

半夏干姜散七十九 ………………………………… 117

黄芩加半夏生姜汤八十 …………………………… 117

生姜半夏汤八十一 ………………………………… 118

橘皮汤八十二 ……………………………………… 118

橘皮竹茹汤八十三 ………………………………… 119

下利二十五章 ……………………………………… 119

桂枝汤八十四 ……………………………………… 122

通脉四逆汤八十五 ………………………………… 123

诃黎勒散八十六 …………………………………… 123

紫参汤八十七 ·· 123

栀子豉汤八十八 ·· 124

小承气汤八十九 ·· 124

白头翁汤九十 ·· 126

桃花汤九十一 ·· 126

附方 ·· 126

《外台》黄芩汤六 ··· 126

| 金匮悬解卷十四 |

内伤杂病 ··· 127

痰饮咳嗽三十七章 ··· 127

苓桂术甘汤九十二 ··· 132

甘遂半夏汤九十三 ··· 132

己椒苈黄丸九十四 ··· 133

十枣汤九十五 ·· 133

大青龙汤九十六 ··· 134

小青龙汤九十七 ··· 134

木防己汤九十八 ··· 135

木防己去石膏加茯苓芒硝汤九十九 ··················· 135

五苓散一百 ·· 136

小半夏加茯苓汤百一 ····································· 136

泽泻汤百二 ·· 136

小半夏汤百三 ·· 137

厚朴大黄汤百四 ··· 137

茯苓桂枝五味甘草汤百五 ································ 139

苓甘五味姜辛汤百六 ····································· 139

苓甘五味加姜辛半夏汤百七 ···························· 140

苓甘五味加姜辛半夏杏仁汤百八 ······················ 140

苓甘五味加姜辛半杏大黄汤百九 ······················ 141

附方 ·· 141

《外台》茯苓饮七 ······························ 141

| 金匮悬解卷十五 |

内伤杂病 ·· 142

肺痿肺痈咳嗽上气十三章 ···················· 142

肺痿肺痈五章 ································· 142

甘草干姜汤百十 ···························· 144

桔梗汤百十一 ······························· 145

葶苈大枣泻肺汤百十二 ···················· 145

咳嗽上气八章 ································· 145

越婢加半夏汤百十三 ······················ 146

小青龙加石膏汤百十四 ···················· 147

厚朴麻黄汤百十五 ·························· 147

泽漆汤百十六 ······························· 148

射干麻黄汤百十七 ·························· 148

麦门冬汤百十八 ···························· 149

皂荚丸百十九 ······························· 149

附方 ··· 149

《千金》生姜甘草汤八 ···················· 149

《千金》炙甘草汤九 ······················ 149

《外台》桔梗白散十 ······················ 150

| 金匮悬解卷十六 |

内伤杂病 ·· 151

胸痹心痛短气九章 ····························· 151

栝楼薤白白酒汤百二十 ···················· 152

栝楼薤白半夏汤百二十一 ················· 153

枳实薤白桂枝汤百二十二 ················· 153

人参汤百二十三 ……………………………………… 153

茯苓杏仁甘草汤百二十四 …………………………… 154

橘枳生姜汤百二十五 ………………………………… 154

薏苡附子散百二十六 ………………………………… 154

桂枝生姜枳实汤百二十七 …………………………… 154

乌头赤石脂丸百二十八 ……………………………… 155

附方 …………………………………………………… 155

九痛丸十一 …………………………………………… 155

金匮悬解卷十七

内伤杂病 ……………………………………………… 156

腹满寒疝宿食二十五章 ……………………………… 156

腹满十七章 …………………………………………… 156

附子粳米汤百二十九 ………………………………… 159

大建中汤百三十 ……………………………………… 160

赤丸百三十一 ………………………………………… 160

大黄附子汤百三十二 ………………………………… 161

厚朴七物汤百三十三 ………………………………… 161

厚朴三物汤百三十四 ………………………………… 162

大柴胡汤百三十五 …………………………………… 162

寒疝三章 ……………………………………………… 163

大乌头煎百三十六 …………………………………… 163

乌头桂枝汤百三十七 ………………………………… 164

当归生姜羊肉汤百三十八 …………………………… 164

宿食五章 ……………………………………………… 164

瓜蒂散百三十九 ……………………………………… 165

附方 …………………………………………………… 166

《外台》柴胡桂枝汤十二 …………………………… 166

| 金匮悬解卷十八 |

内伤杂病 ·················· 167

跌蹶手指臂肿转筋狐疝蛔虫七章 ·········· 167

跌蹶一章 ················· 167

手指臂肿一章 ··············· 168

　藜芦甘草汤百四十 ············ 168

转筋一章 ················· 168

　鸡屎白散百四十一 ············ 168

狐疝一章 ················· 169

　蜘蛛散百四十二 ············· 169

蛔虫三章 ················· 169

　甘草粉蜜汤百四十三 ··········· 170

　乌梅丸百四十四 ············· 170

| 金匮悬解卷十九 |

外科 ··················· 172

疮痈肠痈浸淫七章 ············· 172

　大黄牡丹皮汤百四十五 ·········· 173

　薏苡附子败酱散百四十六 ········· 174

　排脓汤百四十七 ············· 174

　排脓散百四十八 ············· 174

　王不留行散百四十九 ··········· 175

　黄连粉百五十 ·············· 175

| 金匮悬解卷二十 |

妇人 ··················· 176

妊娠十一章 ················ 176

　桂枝茯苓丸百五十一 ··········· 177

附子汤百五十二 ……………………………………… 178

胶艾汤百五十三 ……………………………………… 178

当归芍药散百五十四 ………………………………… 179

干姜人参半夏丸百五十五 …………………………… 179

当归贝母苦参丸百五十六 …………………………… 180

葵子茯苓散百五十七 ………………………………… 180

当归散百五十八 ……………………………………… 180

白术散百五十九 ……………………………………… 181

┃ 金匮悬解卷二十一 ┃

妇人 …………………………………………………… 183

　产后十一章 ………………………………………… 183

　　枳实芍药散百六十 ……………………………… 185

　　下瘀血汤百六十一 ……………………………… 185

　　竹叶汤百六十二 ………………………………… 187

　　竹皮大丸百六十三 ……………………………… 187

　　白头翁加甘草阿胶汤百六十四 ………………… 187

　附方 ………………………………………………… 188

　　《千金》三物黄芩汤十三 ……………………… 188

　　《千金》内补当归建中汤十四 ………………… 188

┃ 金匮悬解卷二十二 ┃

妇人 …………………………………………………… 189

　杂病二十二章 ……………………………………… 189

　　旋覆花汤百六十五 ……………………………… 191

　　胶姜汤百六十六 ………………………………… 191

　　抵当汤百六十七 ………………………………… 191

　　温经汤百六十八 ………………………………… 193

　　土瓜根散百六十九 ……………………………… 193

矾石丸百七十 193

甘麦大枣汤百七十一 194

半夏厚朴汤百七十二 195

红蓝花酒百七十三 195

大黄甘遂汤百七十四 196

蛇床子散百七十五 197

狼牙汤百七十六 197

附录 199

| 金匮要略卷二十三 |

杂疗方 199

| 金匮要略卷二十四 |

禽兽鱼虫果食菜谷禁忌 203

金匮悬解卷一

脏腑经络十六章

脏腑经络，隐不可见，然有其外著者焉。若声臭色脉，若寒热痛痒，若喜怒爱憎，若便溺饮食，是皆可即显以知微者，但粗工不解耳。先师张仲景，究天人之际，通神明之德，于脏腑经络之内，示望闻问切之法，是亦长桑见物之神丹，太真烛怪之灵犀也。古圣贤四诊玄机，悉在于此，此论不可不熟也（《吕览》语）。

脏腑经络一

问曰：上工①治未病，何也？师曰：夫治未病者，见肝之病，知肝传脾，当先实脾。四季脾王②不受邪，即勿补之。中工不晓相传，见肝之病，不解实脾，惟治肝也。余脏准此。

五行生克，肝木克土，脾土克水，肾水克火，心火克金，肺金克木。克其所胜，故以病传之。见肝之病，知脾土被贼，先实其脾，是谓未病而早医。土旺四季，其时脾不受邪，即勿补之。中工未晓相传之义，见肝之病，不解实脾，惟治肝也，是以肝病未已，脾病复起。余脏准此类推（此引《难经》文）。

脏腑经络二

问曰：病有急当救里救表者，何谓也？师曰：病，医下之，

---

① 上工：指高明的医生。
② 四季脾王：王同旺，四季脾旺，指春、夏、秋、冬每季的最后十八天为脾土土旺时，脾气得天时之助而不虚，便不要实脾。

1

续得下利清谷不止，身体疼痛者，急当救里，后身体疼痛，清便自调者，急当救表也。

此段见《伤寒·太阳篇》，而语稍不同。

伤寒表病，医误下之，泻其脾阳，续得下利清谷不止，而身体疼痛，表证犹在者，表里俱病，然急当救里。救里之后，身体疼痛，表证未解，清便自调，里证已愈，然后急当救表也。

脏腑经络三

夫病痼疾，加以卒病，当先治其卒病，后乃治其痼疾也。

病有新旧，治有先后，此定法也。

脏腑经络四

问曰：经云，厥阳独行，何谓也？师曰：此为有阳无阴，故称厥阳。

阳性上行，有阴以吸之，则升极而降，阴性下行，有阳以煦之，则降极而升。有阳无阴，则阳有升而无降，独行于上，故称厥阳。

脏腑经络五

问曰：阳病①十八，何谓也？师曰：头痛，项、腰、脊、臂、脚掣痛。阴病②十八，何谓也？师曰：咳嗽上气、喘、哕、咽痛、肠鸣胀满、心痛拘急。五脏病各有十八，合为九十病。人又有六微，微有十八病，合为一百八病。五劳、七伤、六极、妇人三十六病，不在其中。

清邪居上，浊邪居下，大邪中表，小邪中里、馨饪之邪，从口入者，宿食也。五邪中人，各有法度，风中于前，寒中于暮，湿伤于下，雾伤于上。风令脉浮，寒令脉急，雾伤皮腠，湿流关节，食伤脾胃，极寒伤经，极热伤络（馨与馨同）。

---

① 阳病：外表经络的病证。
② 阴病：内里脏腑的病证。

经络在外为阳，头、项、腰、脊、臂、脚六者掣痛，是谓阳经之六病。阳有三阳，太阳、阳明、少阳三经，一经六病，三六十八，此阳病之十八也。五脏在内为阴，咳嗽上气、喘促、哕逆、咽痛、肠鸣胀满、心痛拘急，是为阴脏之六病。阴有三阴，太阴、少阴、厥阴三经，一经六病，三六十八，此阴病之十八也。五脏之病，非第各有十八，一脏之病，虚则六气乘我，实则我乘六气，合之本气自病，亦有六条，是为三六十八。五脏病各有十八，合为九十病也。人又有六微，《难经》：心脉急甚者，肝邪干心也，心脉微急者，胆邪干小肠也。凡脏邪则甚，腑邪则微，故六腑之病，谓之六微。一腑之病，虚则六气乘我，实则我乘六气，合之本气自病，亦有六条，是为三六十八。六腑病各有十八，合为一百八病也。此三阳三阴、五脏六腑之中于五邪，虚实相乘之大数也。五劳，五脏之劳病；六极，六腑之极病；七伤，饮食、忧劳、饥饱、房室、经络、营卫、气血之损伤（五劳七伤，解见虚劳）。妇人三十六病（解见妇人妊娠、产后、虚劳）皆本内伤，不关外邪，故另当别论，不在其中。

五邪维何？清邪居于上，浊邪居于下，大邪中于表，小邪中于里，馨饪之邪，从口入者，宿食也，是谓五邪。五邪中人，各有一定之法度。风为大邪，中于身前，多得之日早，寒为小邪，中于身后，多得之日暮，湿为浊邪，伤于下焦，雾为清邪，伤于上部，此五邪中人之部位也。风则令脉浮虚，是谓大邪之中表，寒则令脉紧急，是谓小邪之中里，雾则伤其皮腠，居于上而中于表，湿则流于关节，居于下而中于里，食则伤其脾胃，入于口而中于中，此五邪中人之处所也。邪虽有五，不过寒热二者而已，五邪中人，总之极寒则内伤于经，极热则外伤于络也。

脏腑经络六

问曰：病人有气色见于面部，愿闻其说。师曰：鼻头色青，腹中痛，苦冷者死。鼻头色微黑者，有水气。色黄者，胸上有寒。色白者，亡血也。设微赤非时者，死。其目正圆者，痉，不治，又色青为痛，色黑为劳，色赤为风，色黄者便难，色鲜明者有留饮。

《灵枢·五阅五使》：脉出于气口，色见于明堂。《灵枢·五色》：明堂者，鼻也。青为木色，鼻头色青，是木邪克土，当腹中痛。若腹里苦冷者，则水寒木枯，土败火熄，于法当死。黑为水色，鼻头色微黑者，必有水气。黄为土色，鼻虽土位，而实窍于肺，肺位在胸，色黄者，土冷胃逆，传于肺部，法应胸上有寒也。白为金色，木藏血而主色，色白者，血亡木枯而金气乘之，故白而不华，《伤寒·脉法》所谓面白脱色也。设色见微赤，而非其应见之时者，则死。盖亡血之家，缘于土败胃逆，肺金失敛，又见赤色，则火不归水，逆刑肺金，而吐衄之病，无有止期。是其中气崩溃，阳根下断，必主死也。足太阳之脉，起于目之内眦，上巅下项，而行身后。《素问·诊要经终论》：太阳之脉，其终也，戴眼，反折，瘈瘲（瘈，急。瘲，缓）。痉者，颈项强急，脊背反折，缘太阳之脉屈而不伸也。筋脉急缩，上引目系，开而不阖，故其目正圆，直视不瞬。此太阳之脉终，故不治也。又青为木色，木枯当冲击而为痛。黑为水色，水寒则虚损而为劳。黄为土色，土湿则郁结而便难。鲜明为留饮之色，留饮在中，故鲜明而不黯淡也（此望而知之之法也）。

脏腑经络七

师曰：病人语声寂寂然，喜惊呼者，骨节间病。语声喑喑然不彻者，心膈间病。语声啾啾然细而长者，头中病。

《素问·金匮真言论》：东方青色，入通于肝，其病发惊骇。

阴阳应象论：在体为筋，在脏为肝，在声为呼。五脏生成论：诸筋者，皆属于节。语声寂寂然，喜忽然惊呼者，肝之声也，肝主筋，而筋会于节，故为骨节间病。肺主声，位在心膈之上，语声喑喑然不彻者，此心膈间病，肺气不清，故声音不亮也。头痛者，响震则头鸣而痛剧，故语声啾啾细长，此头中之病，不敢高声语也（此闻而知之之法也）。

脏腑经络八

师曰：息摇肩者，心中坚。息引胸中上气者，咳。息张口短气者，肺痿唾沫。

喘息摇肩者，心中坚满，气无降路，故逆冲而肩摇也。息引胸中上气者，气逆，必生咳嗽也。息张口短气者，肺痿而胸满，清气湮塞，常生唾沫也（此亦闻而知之之法也）。

脏腑经络九

师曰：吸而微数，此病在中焦，实也，当下之则愈，虚者不治。在上焦者其吸促，在下焦者其吸远，此皆难治。呼吸动摇振振者，不治。

吸气微数，此中焦盛实，肺气不降，下之腑清而气降，则愈矣。若中虚而吸数，此气败而根绝，法为不治。气逆于上焦者，其吸促，气陷于下焦者，其吸远，此皆中气之败也，升降失职，最难治也。呼吸动摇振振者，真气拔根，脱亡不久，此不治也（此亦闻而知之之法也）。

脏腑经络十

师曰：五脏病各有所得者愈。五脏病各有所恶，各随其所不喜者为病，病者素不应食，而反暴思之，必发热也。

五脏病各有所得者愈，如肝虚得春而愈，心虚得夏而愈，燥盛得湿而愈，湿盛得燥而愈也。五脏之病，各有所恶，恶则不喜，本其所恶而反得之，则随其所不喜而为病。如病者素不应食，是食为所恶，而反暴思之，是必脏腑之发热也（此问而知之之法也）。

脏腑经络十一

夫诸病在脏，欲攻之，当随其所得而攻之，如渴者，与猪苓汤（方在消渴）。余皆仿此。

诸病在脏，欲攻下之，当随其所应得而攻之。如渴者，是内有湿邪，格其君相之火，上烁肺津，应得猪苓汤，则按法与之也，余皆仿此（此亦问而知之之法也）。

脏腑经络十二

师曰：寸口脉动者，因其王时而动，假令肝王色青，四时各随其色。肝色青而反色白，非其时色脉，皆当病。

寸口脉动者，因其旺时而动，如木旺于春，则肝脉动，火旺于夏，则心脉动，金旺于秋，则肺脉动，水旺于冬，则肾脉动，土旺于四季，则脾脉动也。动者，一气独旺，鼓动而有力也。脉既应时，色亦应脉，四时各随其色。假令肝旺，则色应青，而反色白，是木衰而金贼也。凡色不应脉，皆当病也（此望而知之、切而知之之法也）。

脏腑经络十三

问曰：有未至而至，有至而不至，有至而不去，有至而太过，何谓也？师曰：冬至之后，甲子夜半，少阳起。少阳之时，阳始生，天气温和。以未得甲子，天因温和，此为未至至也。以得甲子，而天未温和，此为至而不至也。以得甲子，而天大寒不解，此为至而不去也。以得甲子，而天温如盛夏五六月时，此为至而太过也。

《难经》：冬至后，得甲子，少阳旺，复得甲子，阳明旺，复得甲子，太阳旺，复得甲子，太阴旺，复得甲子，少阴旺，复得甲子，厥阴旺。旺各六十日，六六三百六十日，以成一岁，此天人之所同也。

五行之序，成功者退，将来者进。冬至之后，甲子之日，夜半之时，少阳初起。少阳之时，一阳始生，天气渐向温和，节候之正也。以未得甲子，而天因温和，来气太早，此为未应至而已至也。以得甲子，而天未温和，来气太迟，此为应至而不至也。以既得甲子，而天大寒不能解，此为已至而不去也。以方得甲子，而天温如盛夏五六月时，此为应至而太过也。此天气之不正。

天人同气，人之六气，随天之六气而递迁。《难经》：少阳之至，乍大乍小，乍短乍长，阳明之至，浮大而短，太阳之至，洪大而长，太阴之至，紧大而长，少阴之至，紧细而微，厥阴之至，沉短而敦。人气不正，则脉不应时，而太过不及之诊见矣（此亦切而知之之法也）。

脏腑经络十四

师曰：病人脉浮者在前，其病在表，浮者在后，其病在里，腰痛背强不能行，必短气而极也。

寸在前主表，尺在后主里，病人脉浮者在前，其病在表，浮者在后，其病在里。表病则腰痛背强不能行，足太阳行身之背，挟脊抵腰而走足也。里病则短气而极，手太阴肺主宗气而行呼吸也。前后俱浮，则表里兼病，肺之脏与太阳之经气逆而不降故也（此亦切而知之之法）。

脏腑经络十五

问曰：寸口脉沉大而滑，沉则为实，滑则为气，实气相抟，血气入脏即死，入腑即愈，此为卒厥，何谓也？师曰：唇口青，身冷，为入脏即死，如身和，汗自出，为入腑即愈。

寸口脉沉大而滑，沉则为肾水之实，滑则为肝木之气，此缘水寒木陷，郁而欲升，故见沉滑。实气相抟，必伤中焦血气，血气伤深而入脏即死，伤浅而入腑即愈，此为卒然厥仆。何以辨其入脏入腑，或死或愈也？盖脾窍于口而主肌肉，唇舌者，肌肉之本也。唇口青，是土败而木贼，身冷，是火败而水旺，此为脏阴之盛，入脏即死也。如身和，汗出而不冷，此为腑阳之盛，入腑即愈也（此亦切而知之之法）。

脏腑经络十六

问曰：脉脱，入脏则死，入腑即愈，何谓也？师曰：非为一病，百病皆然。譬如浸淫疮，从口流向四肢者可治，从四肢流来入口者不可治。病在外者可治，入里者即死。

脉脱者，脉虚脱而不实也。入脏者阴胜则死，入腑者阳复则愈。凡病在外者伤浅可治，入里者伤深则死。浸淫疮，解见疮痈（此亦切而知之之法。所谓四诊也）。

夫人禀五常，因风气而生长。风气虽能生万物，亦能害万物，如水能浮舟，亦能覆舟。若五脏元真通畅，人即安和，客气邪风，中人多死。千般疢难，不越三条：一者，经络受邪，入脏腑，为内所因也。二者，四肢九窍，血脉相传，壅塞不通，为外皮肤所中也。三者，房室、金刃、虫兽所伤。以此详之，病由都尽。

若人能慎养，不令邪风干忤经络。适中经络，未流传腑脏，即医治之。四肢才觉重滞，即导引、吐纳、针灸、膏摩，勿令九窍闭塞。更能无犯王法、禽兽灾伤，房室勿令竭乏，服食节其冷热苦辛酸甘，不遗形体有衰，病则无由入其腠理。腠者，是三焦通会元真之处，为血气所注，理者，是皮肤脏腑之纹理也（黄氏无此条，依《要略》本补之，以待考焉）。

金匮悬解卷二

外　感

》五脏风寒积聚二十一章

　　五脏风寒积聚，虚邪之外感，本气之内伤者也。风雨之邪伤于上，清湿之邪伤于下，饮食喜怒之邪伤于中。表邪外袭，里邪内应，两虚相逢，留而不去，此积聚所由来也。积者，血多而气少，《难经》所谓血滞而不濡者也。聚者，气多而血少，《难经》所谓气留而不行者也。心病于上，肾病于下，肺病于右，肝病于左，脾病于中，五脏之积聚，各有其部，此三焦所由分也。既成积聚，不得不用消磨，仲景未尝立法，然大黄䗪虫、桂枝茯苓、抵当汤丸、鳖甲煎丸、下瘀血汤之类，具载诸篇，审宜而选用之可也。

》五脏风寒十九章

五脏风寒一
肺中风者，口燥而喘，身运而重，冒而肿胀。

　　肺主气，气化津，肺中风者，风邪在表，肺气壅阻，是以发喘。气滞津凝，是以口燥。风郁勃而外泄，故身体旋运。气收敛而内闭，故身体迟重。阳遏不能外达，故昏冒无觉。气滞不能四达，故肿胀不消。

五脏风寒二
肺中寒，吐浊涕。

肺主皮毛，寒侵皮毛，里气郁塞，肺无降路，逆冲上窍，清气淫蒸，则化痰涕。涕少则出于鼻，多则出于口也。

五脏风寒三

肺死脏，浮之虚，按之弱如葱叶，下无根者，死。

肺死脏者，肺之真脏脉也。肺脉浮而涩，盖金降于水，则脉沉；涩者，将沉而未沉，气之方收而未藏者也。若浮取之而虚飘，重按之弱如葱叶之空，下无根者，是肺金之衰败而不降也。此谓真脏脉，真脏见则死。《素问·平人气象论》：死肺脉来，如物之浮，如风吹毛，曰肺死。《玉机真脏论》：真肺脉至，大而虚，如以毛羽中人肤，即此义也。

五脏风寒四

肝中风者，头目瞤，两胁痛，行常伛，令人嗜甘。

肝为厥阴风木，肝中风者，木郁风动，筋脉振摇，故头目瞤悸。肝脉行于胁肋，经气壅塞，故两胁痛楚。筋脉燥急，故行常伛俯。木燥而克土，土虚则嗜甘，土味甘也。

五脏风寒五

肝中寒者，两臂不举，舌本燥，喜太息，胸中痛，不得转侧，食则吐而汗出也。

足之三阴，自足走胸，手之三阴，自胸走手。肝中寒者，足之厥阴下陷，手之厥阴上逆。手厥阴之脉，入肘下臂，两臂无气，故痿而不举。《灵枢·经脉》：肝者，筋之合也，筋者，聚于阴器，而脉络于舌本，木陷风生，故舌本燥。经脉：胆足少阳之经，是动则病口苦，善太息，肝胆同气，阳盛则怒，阴盛则悲也。肝脉上贯胸膈，风木郁冲，故胸中痛。厥阴行身之侧，经气郁缩，转侧痛生，故不得转侧。脾土被刑，饮食不化，故食则吐逆。食下之时，土困肝郁，风木疏泄，是以汗出也。

五脏风寒六

肝死脏，浮之弱，按之如索不来，或曲如蛇行者，死。

肝死脏者，肝之真脏脉也。肝脉弦而滑，盖甲木降于水而乙木升于火，升于火则脉浮，滑者，将浮而未浮，气之方生而未长者也。若浮取之而弱，重按之如索不来，或曲如蛇行者，是肝木之颓败而不升也。如索不来者，如绳索空悬，轻飘游移，按之应手而去，不能复来鼓指也。如蛇行者，木畅则直，郁则曲，一曲一直，郁而不畅，故状如蛇行。《平人气象论》：死肝脉来，急益劲，如新张弓弦，曰肝死。《玉机真脏论》：真肝脉至，中外急，如循刀刃责责然，如按琴瑟弦。彼乃肝脉之太过，此则肝脉之不及者也。

五脏风寒七

肝着，其人常欲蹈其胸上，先未苦时，但欲饮热，旋覆花汤主之（方在妇人杂病）。

肝着者，肝气痹着而不舒也。肝愈郁而风愈动，风木荡摇，神魂悬虚，故常欲人蹈其胸上。先未苦时，水寒木燥，故但欲饮热。旋覆花汤，旋覆、新绛行血而清风，葱白通经而泻滞也。

五脏风寒八

心中风者，翕翕发热，不能起，心中饥，食即呕吐。

心中风者，火郁上炎，故翕翕发热。热则伤气，故虚乏不能起身。心液消烁，空洞虚馁，故心中常饥。心火既升，胃气必逆，缘火不归水，水寒则土湿故也。胃气上逆，故食即呕吐。

五脏风寒九

心中寒者，其人苦病心如啖蒜状，剧者心痛彻背，背痛彻心，譬如虫注。其脉浮者，自吐乃愈。

金之味辛，心中寒者，火衰不能制金，金反侮火，故心中时作辛味。剧者寒水侮火，故心痛彻背，背痛彻心，譬如虫注之痛楚也。其脉浮者，寒瘀胸膈，必自吐之乃愈也。

五脏风寒十

心伤者，其人劳倦即头面赤而下重，心中痛而自烦，发热，当脐跳，其脉弦，此为心脏伤所致也。

心为水伤，心者火也，心伤者，一遇劳倦即火上炎而头面赤，水下凝而腿足重，寒气逆冲而心痛，热气升郁而自烦，火上郁而发热，木下郁而脐跳，其脉弦而不能洪，此为心脏伤于寒水所致也。弦为肝脉，肝木，心之母，心脉浮洪，木不生火，故心脉当洪而反弦也。

五脏风寒十一

邪入使魂魄不安者，血气少也。血气少者属于心，心气虚者，其人则畏，合目欲眠，梦远行而精神离散，魂魄妄行。阴气衰者为颠，阳气衰者为狂。

《灵枢·本神》：心藏脉，脉舍神，肾藏精，精舍志，肝藏血，血舍魂，肺藏气，气舍魄，邪入使魂魄不安者，肝肺之血气少也。血气少者属于心，以血者自阴而之阳，水升而化火则生血，气者自阳而之阴，火降而化水则生气，血气皆原于火，故血气少者，由于心火之虚也。心气虚则肾水胜火，肾之志为恐，缘火盛则神气升达而为喜，水盛则神气沦陷而为恐，故水胜火者，其人则恐。水寒火败，则火升而水沉，金逆而木陷，火升水沉，则神飞而精走，金逆木陷，则魄荡而魂驰，故合目欲眠，梦远行而精神离散。魂魄妄行，以水火之不济，金木之不交也。精魄阴也，阴气衰者，则志迷而为颠。神魂阳也，阳气衰者，则神乱而为狂。

《难经》：重阴则颠，重阳则狂，言与此殊，而实则同也。

盖浊降则为阴，阴愈盛则愈温，清升则为阳，阳愈盛则愈凉，故阳降而为浊阴，阴升而化清阳。阳清则化神，阴浊则化精，而神根于精，坎之阳也，水阴而抱阳，故精温而不颠，精根于神，离之阴也，火阳而含阴，故神清而不狂。狂者君火不降，虽上热如炉，实阳虚而非阳盛也，颠者癸水不升，虽下寒如冰，实阴虚而非阴盛也。

五脏风寒十二

心死脏，浮之实如麻豆，按之益躁疾者，死。

心死脏者，心之真脏脉也。心火下降，则心位清虚而不实，《难经》所谓浮而大散者，心也。若浮取之实如麻豆，重按之益觉躁疾者，是心火之升炎而不降也。《平人气象论》：死心脉来，前曲后居，如操带钩，曰心死。《玉机真脏论》：真心脉至，坚而抟，如循薏苡子累累然，即此义也。

五脏风寒十三

肾着之病，其人身体重，腰中冷，如坐水中，形如水状，反不渴，小便自利，饮食如故，病属下焦，身劳汗出，衣里冷湿，久久得之，腰以下冷痛，腹重如带五千钱，姜甘苓术汤主之。

肾着者，肾气痹着而凝冱也。水盛阴旺，故身体迟重，腰中寒冷，如坐水中。水渍经络，故形如水病之状，似乎浮肿。水旺土湿，故反不渴。水不在于脏腑，故小便自利，饮食如故。其病在肾，属于下焦，原因身劳汗出，衣里沾濡冷湿，冷湿之气，久久入腠理而浸经络，同气相感，故令肾气痹着，而成此病。肾位在腰，自腰以下，阴冷痛楚。土位在腹，水旺侮土，故腹重如带五千钱也。姜甘苓术汤，姜、苓，温中而泻水，术、甘，培土而去湿也。

姜甘苓术汤—

干姜四两　甘草四两　茯苓四两　白术四两

上四味，以水五升，煮取三升，分温三服，腰中即温。

五脏风寒十四

肾死脏，浮之坚，按之乱如转丸，益下入尺者，死。

肾死脏者，肾之真脏脉也。癸水升于丁火，则水位泮涣而不结，若浮取之而坚，重按之乱如转丸，益下入尺者，是肾水之下流而不升也。《平人气象论》：死肾脉来，发如夺索，辟辟如弹石，曰肾死。《玉机真脏论》：真肾脉至，抟而绝，如指弹石辟辟然，即此义也。

肾无中风、中寒者，心肾同经，心病即肾病也。而肾着之病，即中寒所伤也。

五脏风寒十五

脾中风者，翕翕发热，形如醉人，腹中烦重，皮肉瞤瞤而短气。

脾为湿土，脾中风者，湿郁为热，故形如醉人。脾位在腹，故腹中烦重，热盛则烦，湿盛则重也。土湿则木郁而风生，故皮肉瞤动。脾土郁满，肺金莫降，是以短气。

五脏风寒十六

脾死脏，浮之大坚，按之如覆盆，洁洁状如摇者，死。

脾死脏者，脾之真脏脉也。己土升于离位，则清气在上，戊土降于坎中，则浊气在下。清升浊降，中气冲和，是以脉见关上，其象为缓。若浮之大坚，是戊土之壅而不降也。按之如覆盆之硬，洁洁状如摇动者，是己土之滞而不升也（脉法：浮为在表，沉为在里，腑者里中之表，故宜浮取，脏者里中之里，故宜重按）。《伤寒·脉法》所谓数脉见于关上，上下无头尾，厥厥动摇者是也。《平人气象论》：死脾脉来，锐坚如乌之喙，如鸟之距，曰脾死。《玉机真脏论》：诸真脏脉见者，皆死不治也。五脏者，皆禀气于胃，胃者，五脏之本也。脏气者，不能自致于手太阴，必因于胃气，乃致于手太阴也，故五脏各以其时，自胃而致于手太阴。邪气胜者，精气衰也，病甚者，胃气不能与之俱至于手太阴，故真脏之气独见。独见者，病胜脏也，故曰死。

五脏风寒十七

问曰：三焦竭部，上焦竭善噫，何谓也？师曰：上焦受中焦气未和，不能消谷，故为噫耳。下焦竭，即遗溺失便，其气不和，不能自禁制。不须治，久则愈。

三焦各有其部，三焦竭部者，三焦竭其本部之气也。上焦清气竭，则浊气上逆而为噫。缘上焦受气于中焦，中焦燥湿之气未和，不能消谷，土气郁满，浊阴不降，故上焦痞闷，而为噫耳。下焦肾气亏竭，无以约束便溺，即遗溺而失便。以其阳根升泄，阴孤于下，其中不和，不能自禁制夫二便也。不须治之，久而阳降气和则愈矣（此寒气之伤于三焦而内寒者）。

五脏风寒十八

师曰：热在上焦者，因咳为肺痿。热在中焦者，则为坚。热在下焦者，则尿血，亦令淋闭不通。大肠有寒者，多鹜溏，有热者，便肠垢。小肠有寒者，其人下重便血，有热者，必痔。

热在上焦者，因咳嗽而为肺痿。热在中焦者，则为消谷而便坚。热在下焦者，则为木陷而尿血，亦令淋闭而不通。缘土湿木陷，郁生下热，风木疏泄而水不能藏，则为尿血，寒水闭藏而木不能泄，则为淋闭也（此风气之伤于三焦而内热者）。若夫大肠有寒者，多如鸭鹜之溏泄，有热者，脂膏腐烂而便肠垢。小肠有寒者，肝脾湿陷，下重而便血，有热者，肛门肿结而为痔（此于下焦之中，分别寒热）。

五脏风寒十九

趺阳脉浮而涩，浮则胃气强，涩则小便数，浮涩相抟，大便则坚，其脾为约，麻仁丸主之。

趺阳，胃脉，足趺上之冲阳也。阳盛则脉浮，浮则胃气强壮也。血虚则脉涩，涩则风木疏泄，而小便数也。浮涩相合，土燥水枯，大便则坚，其脾气为之约结不舒，而粪如羊矢。麻仁丸，麻仁、杏仁，润燥而滑肠，芍药、大黄，清风而泄热，厚朴、枳实，行滞而开结也。（此热在中焦，则为坚者）。

麻仁丸二

方见《伤寒》

麻子仁二升　芍药半斤　杏仁一升，熬，别作脂　大黄一斤，去皮　厚朴一尺，去皮　枳实一斤，炙

上六味，末之，炼蜜和丸，梧子大，饮服十丸，日三服。渐加，以知为度。

〉〉积聚二章

积聚二十

问曰：病，有积、有聚、有䅽气①，何谓也？师曰：积者，脏病也，终不移。聚者，腑病也，发作有时，展转痛移，为可治，䅽气者，胁下痛，按之则愈，复发为䅽气。

病，有积、有聚、有䅽气。积者，五脏之病也，脏为阴，其

---

① 䅽气　䅽（gǔ），同"谷"。指食滞所致的胁痛。

性静，故终不迁移（《难经》：脏病者，止而不移，其病不离其处）。聚者六腑之病也，腑为阳，其性动，故发作有时，展转痛移，此为可治（《难经》：腑病者，仿佛贲响，上下行流，居无常处）。繫气者，谷气也，水谷不消，中气郁满，木气抑遏，故胁下作痛。按之郁开则愈，举手复发，是为繫气。此风寒之伤于脏腑，而成积聚者也。

积聚二十一

诸积大法，脉来细而附骨者，乃积也。寸口，积在胸中。微出寸口，积在喉中。关上，积在脐旁。上关上，积在心下。微下关，积在少腹，尺中，积在气街。脉出左，积在左，脉出右，积在右，脉两出，积在中央，各以其部处之。

诊诸积之大法，脉来细而附骨者，乃积也。见于寸口，则上而积在胸中。微出寸口，则更上而积在喉中。见于关上，则中而积在脐旁。上于关上，则上而积在心下。微下于关，则下而积在少腹。见于尺中，则下而积在气街。脉出于左，积在于左，脉出于右，积在于右，脉左右两出，积在中央，各以其上下左右之部处之。

五十六难：肝之积，曰肥气，在左胁下，如覆杯，有头足。心之积，曰伏梁，起脐上，大如臂，上至心下。脾之积，曰痞气，在胃脘，覆大如盘。肺之积，曰息贲，在右胁下，覆大如杯。肾之积，曰奔豚，发于少腹，上至心下，若豚状，或上或下无时。此五积之部也（此就积聚而分三焦之部）。

积聚者，风寒之所成也。《灵枢·百病始生》：夫百病之始生也，皆起于风雨寒暑，清湿喜怒。喜怒不节则伤脏，风雨则伤上，清湿则伤下，是谓三部。虚邪之中人也，始于皮肤，皮肤缓则腠理开，开则邪从毛发入，入则抵深，深则毛发立，毛发立则淅然，故皮肤痛。留而不去，则传舍于络脉，在络之时，痛于肌肉，其痛之时息，大经乃代。留而不去，传舍于经，在经之时，洒淅善惊。留而不去，传舍于腧，在腧之时，六经不通四肢，则肢节痛，腰脊乃强。留而不去，传舍于伏冲之脉。在伏冲之时，体重身痛。留而不去，传舍于肠胃，在肠胃之时，贲响腹胀，多寒则肠鸣飧泄食不化，多热则溏出糜。留而不去，传舍于肠胃之外，募原之间，留着于脉，稽留而不去，息而成积。或着孙脉，或着络脉，或着经脉，或着腧脉，或着于伏冲之脉，或着于膂筋，或着于肠胃之募原，上连于缓筋，邪气淫泆，不可胜论。

其着孙络之脉而成积者，其积往来上下臂手，孙络之所居也，浮而缓，不能句积而止之，故往来移行肠胃之间，水凑渗注灌，濯濯有音。有寒则腹满雷引，故时切痛。其着于阳明之经，则挟脐而居，饱食则益大，饥则益小。其着于缓筋也，似阳明之积，饱食则痛，饥则安。其着于肠胃之募原也，痛而外连于缓筋，饱食则安，饥则痛。其着于伏冲之脉者，揣之应手而动，发手则热气下于两股，如汤沃之状。其着于膂筋，在肠后者，饥则积见，饱则积不见，按之不得。其着于腧之脉者，闭塞不通，津液不下，孔窍干塞。此邪气之从外入内，从上下也。

积之始生，得寒乃生，厥乃成积也。厥气生足悗①，悗生胫寒，胫寒则血脉凝涩，血脉凝涩则寒气上入于肠胃，入于肠胃则䐜胀，䐜胀则肠外之汁沫迫聚不得散，日以成积。卒然多食饱则肠满，起居不节，用力过度，则络脉伤。阳络伤则血外溢，血外溢则衄血。阴络伤则血内溢，血内溢则后血。肠胃之络伤，则血溢于肠外，肠外有寒，汁沫与血相抟，则并合凝聚不得散，而积

---

① 足悗　悗（mán），烦闷。足悗指足部酸胀，行走不利。

成矣。卒然外中于寒，若内伤于忧怒，则气上逆，气上逆则六腧不通，温气不行，凝血蕴裹而不散，津液涩渗，着而不去，而积皆成矣。

忧思伤心，重寒伤肺，忿怒伤肝，醉以入房，汗出当风伤脾，用力过度，若入房汗出浴，则伤肾，此内外三部之所以生病者也。风寒积聚之义如此。

金匮悬解卷三

外感杂病

〉〉 中风历节 九章

中风历节之病，皆内伤湿寒，而外感风邪者也。湿寒流关节而伤筋骨，则病历节，湿寒浸脏腑而淫经络，则病中风。风为阳邪，其伤在上，湿为阴邪，其伤在下，中风未常不足病，然究竟足轻而手重，历节则全在足而不在手。盖中风之家，阳虚湿旺，上下表里，无处不伤，故手足皆病。历节之家，中上二焦，犹可支持，寒湿独甚于下，故足病而手无恙也。

中风之病，仲景未尝立法，然苓桂术甘、茯苓四逆、八味肾气之方，皆中风必须之法。即有上热烦躁之证，而中下湿寒，则无不悉同。上部稍清，即宜大用温燥，不可久服阴药也。

〉〉 中风 三章

中风一

夫风之为病，当半身不遂，或但臂不遂者，此为痹，脉微而数，中风使然。

风之为病，或中于左，或中于右，手足偏枯，是谓半身不遂。

其初先觉麻木，麻木者，气滞而不行也。肺主气，而血中之温气，实为肺气之根。右麻者，肺气之不行。左麻者，肝气之不行。麻之极，则为木。气郁于经络之中，阻滞不运，冲于汗孔，簌簌靡宁，状如乱针微刺之象，是谓之麻。久而气闭不通，肌肉顽废，痛痒无觉，是谓之木。

《灵枢·决气》：上焦开发，宣五谷味，熏肤，充身，泽毛，若雾露之溉，是谓气。物之润泽，莫过于气，筋膜之柔而不枯者，气以煦之，血以濡之也。血随气动，气梗则血瘀，气血双阻，筋膜失养，一被外风乘袭，而内风感应，则病偏枯。内风者，厥阴风木之气也，气郁而血凝，血凝而木郁，风伤卫气，遏逼营血，木气愈郁，木郁生风，津液耗伤，筋膜焦缩，故病偏枯。其在经络，未尝非燥，而在脏腑，则全是湿。缘湿土壅满，肺金不得降敛，故气阻而生麻。肝木不得升达，故血郁而生风。而土湿之由，全因肾水之寒，水寒土湿，此金木埋郁之原也。

若或但一臂不遂者，此为痹，非风也。痹者，风寒湿三者，合而痹其血脉也。若脉微而数，则中风使然矣。

风因虚中，是以脉微。风动而不息，是以脉数。风随八节，而居八方，冬至在北，夏至在南，春分在东，秋分在西，立春东北，立夏东南，立秋西南，立冬西北。《灵枢·九宫八风》：风从其所居之乡来，为实风，主生，长养万物。从其冲后来，为虚风，伤人者也，主杀，主害，故圣人避风如避矢石焉。其有三虚，而偏中于风邪，则为击仆偏枯矣。岁露论：乘年之衰，逢月之空，失时之和，因为贼风所伤，是谓三虚。

中风二

寸口脉浮而紧，紧则为寒，浮则为虚，寒虚相抟，邪在皮肤。浮者血虚，络脉空虚，贼邪不泄，或左或右，邪气反缓，正气即急，正气引邪，喎僻不遂。邪在于络，肌肤不仁，邪在于经，即重不胜，邪入于腑，即不识人，邪入于脏，舌即难言，口即吐涎。

寸口脉浮而紧，紧则为寒，浮则为虚，寒虚相抟，则邪在皮

肤，而病中风。盖紧者营血之寒，浮者营血之虚。肝木藏血而胎
君火，火者，血中温气之所化也。温气不足，故营血虚寒，而脉
见浮紧。血虚寒盛，则木郁风动，是以脉浮。

络脉空虚，一被外风感袭，则内风郁发，而为贼邪。贼邪不
得外泄，或入于左，或入于右，随其正气之偏虚而中之，无一定
也。邪气之所在，气留而血归之，气血去而正归邪，则邪气反
缓，而正气即急。正气紧急，而引其邪气，则邪处之筋长，正处
之筋短，鼻口㖞僻而不遂，《素问·缪刺论》：邪中于经，左盛
则右病，右盛则左病是也。

邪气浅在于络，即肌肤痹着而不仁。邪气次在于经，即身体
迟重而不胜。邪气内入于腑，则胃土上逆，浊气熏蒸，化生痰
涎，堵塞心窍，即昏愦不能识人。邪气内入于脏，则脾土下陷，
筋脉紧急，牵引舌本，即謇涩不能言语（太阴脾脉，上连舌
本）。脾败不以摄涎，即口角涎流。腑邪必归于胃，脏邪必归于
脾，以胃败而后邪侵于腑，脾败而后邪侵于脏也。中风之病，由
于土湿，土湿则木郁而风动。以风木而贼湿土，胃逆则神迷，脾
陷则言拙，是皆中气之败也。

中风三

寸口脉迟而缓，迟则为寒，缓则为虚，营缓则为血亡，卫缓
则为中风。邪气中经，则身痒而瘾疹。心气不足，邪气入中，即
胸满而短气。

寸口脉迟而缓，迟则为气血之寒，缓则为营卫之虚，营缓则
为里虚而亡血，卫缓则为表虚而中风。邪气中于经络，风以泄
之，而卫气愈敛，闭遏营血，不得外达，则身痒而生瘾疹。痒
者，气欲行而血不行也。血郁为热，发于汗孔之外，则成红斑。
卫气外敛，不能透发，斑点隐见于皮肤之内，是为瘾疹。营气幽

郁，不得畅泄，是以身痒。若心气不足，邪气乘虚而入中，壅遏宗气，则胸膈胀满而短气不舒也。

》 历节 六章

历节一

寸口脉沉而弱，沉即主骨，弱即主筋，沉即为肾，弱即为肝。汗出入水中，如水伤心，历节痛，黄汗出，故曰历节。

寸口脉沉而弱，肾主骨而脉沉，故沉即主骨，肝主筋而脉弱，故弱即主筋。沉即为肾，骨属于肾也。弱即为肝，筋属于肝也。此缘汗出而入水中，如使水伤心气，则水邪随脉而注筋骨，以心主脉也。筋骨既伤，则历节作痛，以诸筋皆属于骨节，而湿邪传流于关节也。湿蒸皮毛，黄汗乃出，缘脾主肌肉，其色为黄，湿渍肌肉，木气不达，木主五色，入土化黄也。

历节二

跌阳脉浮而滑，滑则谷气实，浮则自汗出。少阴脉浮而弱，弱则血不足，浮则为风，风血相抟，即疼痛如掣。

跌阳脉浮而滑，滑则阳盛而谷气实，浮则气蒸而自汗出。少阴脉浮而弱，弱则为营血之不足，浮则为风邪之外中。风邪与血虚相合，即筋骨疼痛如掣。跌阳，胃脉，少阴，肾脉，肾水温升，则生肝木而化营血，水寒不能生木，是以血虚。血中温气，实胎君火，血虚则温气不足，最易感召阴邪。水冷血寒，郁格阳明，胃气不得下行，故谷气蒸泄，自汗常出。水湿之邪，入于汗孔，流注关节之中，内与肝肾之寒，合伤筋骨，复得风邪外闭，寒湿郁发，即筋骨掣痛，而病历节。水暖血温，不作此病也。

历节三

盛人脉涩小，短气，自汗出，历节疼，不可屈伸，此皆饮酒汗出当风所致也。

肥盛之人，营卫本盛旺，忽而脉候涩小，短气自汗，历节疼痛，不可伸屈，此皆饮酒汗出当风，感袭皮毛所致。风性疏泄，故自汗出，风泄而卫闭，故脉涩小。经脉闭塞，肺气不得下达，故气道短促。《素问》：饮酒中风，则为漏风。以酒行经络，血蒸汗出，益以风邪疏泄，自汗常流，是为漏风。汗孔不阖，水湿易入，此历节伤痛之根也。

历节四

味酸则伤筋，筋伤则缓，名曰泄，咸则伤骨，骨伤则痿，名曰枯，枯泄相抟，名曰断泄。营气不通，卫不独行，营卫俱微，三焦无所仰，四属断绝，身体羸瘦，独足肿大，黄汗出，胫冷。假令发热，便为历节也。

肝主筋，其味酸，味酸则伤筋，筋伤则缓弱不振，其名曰泄。肾主骨，其味咸，味咸则伤骨，骨伤则痿软不坚，其名曰枯。枯泄相合，筋骨俱病，名曰断泄，言其真气断绝于内而疏泄于外也。筋骨者，营卫之所滋养，营虚血涩，经脉不通，则卫气不能独行。营卫俱微，无以充灌三焦，三焦无所仰赖，以致四肢失秉，断绝不通，身体羸瘦，独足肿大，黄汗出而胫自冷。假令发热，便是历节也。黄汗之病，两胫自冷，以其内热不能外发也。历节之病，两胫发热，以其内寒郁格阳气也。

历节五

诸肢节疼痛，身体尪羸，脚肿如脱，头眩短气，温温欲吐，桂枝芍药知母汤主之。

诸肢节疼痛，身体尪羸①，脚肿如脱，头眩短气，温温欲吐

---

① 尪羸（wāng léi） 瘦弱之人。

者，湿伤关节，则生疼痛，营卫不行，则肌肉瘦削，浊阴阻格，阳不下根，则生眩晕，气不降敛，则苦短促，胃气上逆，则欲呕吐。桂枝芍药知母汤，术、甘，培土以敌阴邪，附子暖水而驱寒湿，知母、生姜，清肺而降浊气，芍、桂、麻、防，通经而开痹塞也。

桂枝芍药知母汤三

桂枝四两　芍药三两　麻黄二两　防风四两　甘草二两　白术二两　生姜五两　知母四两　附子二两，炮

上九味，以水七升，煮取二升，温服七合，日三服。

历节六

病历节，不可屈伸，疼痛，乌头汤主之。

湿寒伤其筋骨，则疼痛不可屈伸。乌头汤，甘草、芍药，培土而滋肝，黄芪、麻黄，通经而泻湿，乌头开痹而逐寒也。

乌头汤四

乌头五枚，㕮咀，以蜜二升，煎取一升半，出乌头　甘草三两，炙　芍药三两　黄芪三两　麻黄三两

上五味，㕮咀四味，以水三升，煮取一升，去滓，内蜜煎中重煎之，服七合。不知，尽服之。亦治脚气疼痛，不可屈伸。

》 附方

《千金》矾石汤一

治脚气冲心。

矾石二两

上一味，以浆水一斗五升，煎三五沸，浸脚良。

崔氏八味丸 二

治脚气上入少腹不仁（方在消渴）。

按：中风之病，仲景未尝立方，其证与八味甚合。崔氏以之治历节脚气，若以治中风，则妙甚矣。

金匮悬解卷四

外感杂病

〉 痉湿暍二十七章

痉湿暍者，风郁于表而里气内应，燥盛则木枯而为痉，水盛则土溃而为湿，火盛则金烁而为暍。三气非同，然有相通者焉。相通维何？湿而已矣。痉，燥病也，而曰若发其汗，寒湿相得，则恶寒甚，是痉病之有湿也。暍，火病也，而曰夏月伤冷水，水行皮中所致，是暍病之有湿也。

盖湿旺土郁，中脘莫运，木气不舒，金气不敛，一被感袭，闭其皮毛，木遏风动，血燥筋缩，则为痉病，金被火刑，气耗津伤，则为暍病。三者虽殊，而溯本穷原，未始不类。临此三证，助阴滋湿之品，当斟酌而详慎也。

〉 痉十三章

痉病一

太阳病，发热汗出，而不恶寒者，名曰柔痉。

太阳病，发热汗出，而不恶寒者，风伤卫也。风性柔和，故名柔痉。

痉病二

太阳病，发热无汗，反恶寒者，名曰刚痉。

太阳病，发热无汗，反恶寒者，寒伤营也。寒性刚急，故名刚痉。

痉病三

太阳病，发汗太多，因致痉。

太阳病，发汗太多，亡其津血，筋脉失养，感于风寒，因成痉病。

痉病四

疮家，虽身疼痛，不可发汗，汗出则痉。

疮家脓血失亡，筋脉不荣，虽感风寒，不可发汗。汗出血枯，筋脉焦缩，则成痉病。

痉病五

夫风病，下之则痉。复发汗，必拘急。

风病木枯血燥，下之津血内亡，则成痉病。复发其汗，津血外亡，必苦拘急。

痉病六

病者身热足寒，颈项强急，恶寒，时头热，面赤，目赤，独头动摇，卒口噤，背反张者，痉病也。若发其汗者，寒湿相得，其表益虚，即恶寒甚。发其汗已，其脉如蛇。

身热足寒，颈项强急，恶寒头热，面赤目赤，头摇口噤，脊背反张者，是痉病也。以太阳寒水之经，起目内眦，上额交巅，下项挟脊，抵腰走足，筋司于肝，血枯木燥，风动筋缩，而膀胱津液之腑，木所自生，更失滋润，故太阳之部，筋脉拘牵，头摇口噤，颈项强急，而脊背反折也。《素问·诊要经终论》：太阳之脉，其终也，戴眼，反折，瘈疭（瘈，急。疭，缓）。即痉病之谓也。若发其汗者，阳亡火败，水土之寒湿相得，里气既亏，而表气益虚，即恶寒甚。发其汗已，经脉枯槁，动如蛇行，全失缓和从容之象矣。

痉病七

夫痉脉，按之紧如①弦，直上下②行。

脉紧如弦，直上下行，即上章之其脉如蛇也。

痉病八

暴腹胀大者，为欲解。脉如故，反伏弦者，痉。

阴盛则腹胀，《素问》：肾气实则胀是也。暴腹胀大者，阴气内复，自脏流经，故为欲解。其脉如故，反沉伏而弦紧者，痉病不瘥也。

痉病九

太阳病，发热，脉沉而细者，名曰痉，为难治。

发热而脉沉细，阴阳俱败，故为难治。

痉病十

痉病有灸疮，难治。

灸疮，艾火燔灼，焦骨伤筋，津血消烁，未易卒复，故难治也。

痉病十一

太阳病，其证备，身体强，几几然，脉反沉迟，此为痉，栝楼桂枝汤主之。

太阳病，颈项强急，发热恶寒，汗出，中风之证具备，身体强硬，几几不柔，脉反沉迟，此为柔痉。栝楼桂枝汤，姜、桂，达经气而泻营郁，甘、枣，补脾精而滋肝血，芍药、栝楼，清风木而生津液也。

栝楼桂枝汤五

栝楼根三两　桂枝三两，去皮　芍药三两　生姜三两，切　甘

---

① 如："如""而"字，古人往往互用。
② 上下："上"指脉的寸部，"下"指脉的尺部，上下行，即自寸部至尺部。

草二两，炙　大枣十二枚，劈

上六味，㕮咀，以水七升，微火煮取三升，去滓，适寒温，服一升。

痉病十二

太阳病，无汗而小便反少，气上冲胸，口噤不得语，欲作刚痉，葛根汤主之。

太阳病，无汗，是伤寒之证，而小便反少，寒水不降也。甲木生于壬水，太阳不降，甲木逆行，而贼胃土，故气上冲胸，而口噤不语。以少阳之脉，下胸而贯膈，阳明之脉，挟口而环唇也。此欲作刚痉。葛根汤，姜、甘、大枣，和中宫而补土，桂枝、芍药，达营郁而泻热，麻黄散太阳之寒，葛根解阳明之郁也。

刚痉是太阳表寒束逼阳明之证，故用葛根。

葛根汤六

方见《伤寒》

葛根四两　麻黄三两，去节　桂枝二两　芍药二两　生姜三两，切　甘草二两，炙　大枣十二枚，劈

上七味，以水一斗，先煮麻黄、葛根，减二升，去上沫，内诸药，煮取三升，去滓，温服一升，覆取微似汗，不须啜粥。余如桂枝汤将息及禁忌。

痉病十三

痉为病，胸满口噤，卧不着席，脚挛急，必齘齿，可与大承气汤。

刚痉为病，阳明上逆，故胸满口噤。脊背反张，故卧不着席。筋脉缩急，故脚挛齘齿（筋脉屈伸，牙齿开合作响，是谓齘齿）。此其土燥胃逆，病在阳明，可与大承气汤，大黄、芒硝，

泻其燥热，枳实、厚朴，破其壅塞也。

大承气汤七

方见《伤寒》

大黄四两，酒洗　芒硝三合　厚朴半斤，炙，去皮　枳实五枚，炙

上四味，以水一斗，先煮枳、朴，取五升，去滓，内大黄，煮取二升，去滓，内芒硝，更上微火一两沸，分温再服。得下，余勿服。

》湿十一章

湿病一

太阳病，关节疼痛而烦，脉沉而细者，此名中湿，亦曰湿痹。其候小便不利，大便反快，但当利其小便。

湿流关节，经脉郁阻，故生烦痛。土湿木遏，清阳不达，故脉沉细。此名中湿，亦曰湿痹。木郁不能疏泄水道，肠胃滋濡，故大便反快，而小便不利。但当利其小便，以泄湿气也。

湿病二

湿家之为病，一身尽疼，发热，身色如熏黄也。

湿伤筋骨，而阻经脉，故一身尽疼。阳气郁遏，是以发热。木气不达，则见黄色，以肝主五色，入脾为黄也。

湿病三

湿家病身痛发热，面黄而喘，头痛鼻塞而烦，其脉大，自能饮食，腹中和无病，病在头中寒湿，故鼻塞，内药鼻中则愈。

湿家病身痛发热，面黄而喘，头痛鼻塞而烦，其脉又大，而且自能饮食，此其腹中平和无病，病在头中寒湿，阻其肺窍，是

以鼻塞头痛，面黄作喘。纳药鼻中，散其寒湿则愈矣。

湿病四

湿家，其人但头汗出，背强，欲得覆被向火。若下之早则哕，或胸满，小便不利，舌上如胎者，以丹田有热，胸中有寒，渴欲得饮，而不能饮，则口燥烦也。

湿郁发热，皮毛蒸泄，则汗自出。若但头上汗出，是其阳郁于上，而犹未盛于中也。湿在太阳之经，脉络壅阻，是以背强（太阳行身之背）。阳郁不得外达，是以恶寒。俟其湿热内盛，而后可下。若下之太早，则土败胃逆，哕而胸满，小便不利，舌上如胎。以太阴土湿，乙木遏陷，而生下热，在于丹田。至其胸中，全是湿寒，虽渴欲得水，却不能饮，止是口中烦燥而已。以其阳郁于上，故头汗口渴。舌窍于心，阳虚火败，肺津寒凝，胶塞心宫，故舌上如胎，实非盛热生胎也。

盖湿证不论寒热，总因阳虚。阳郁不达，是以生热。阳气极虚，则不能化热，止是湿寒耳。

湿病五

湿家下之，额上汗出，微喘，小便利者，死。若下利不止者，亦死。

湿寒之证，而误下之，若额上汗出，微喘，则气脱于上，小便利，下利不止，则气脱于下，是死证也。

湿病六

风湿相抟，一身尽疼痛，法当汗出而解，值天阴雨不止，医云此可发汗，汗之病不愈者，何也？答曰：发其汗，汗大出者，但风气去，湿气在，是故不愈也。若治风湿者，发其汗，但微微似欲汗出者，风湿俱去也。

湿为阳虚，汗多阳亡，风虽去而湿愈增，又值阴雨湿盛之时，是以湿气仍在。此当微汗以泻之，则风湿俱去矣。

湿病七

湿家身烦疼，可与麻黄加术汤，发其汗为宜，慎不可以火攻之。

湿郁经络，卫气壅遏，而生烦疼，可与麻黄加术汤，麻、桂、杏仁，泻营卫而利肺气，甘草、白术，补中脘而燥土湿。汗出湿消，烦痛自止。慎不可以火攻之，生其内热也。

麻黄加术汤八

麻黄三两，去节　桂枝二两，去皮　杏仁七十枚，去皮尖　甘草一两，炙　白术四两

上五味，以水九升，先煮麻黄，减二升，去上沫，内诸药，煮取二升半，去滓，温服八合，覆取微似汗。

湿病八

病者一身尽疼，发热，日晡所剧者，此名风湿，此病伤于汗出当风，或久伤取冷所致也，可与麻黄杏仁薏苡甘草汤。

汗出当风，闭其皮毛，汗液郁遏，流溢经隧，营卫壅滞，故发热身疼。午后湿土当令，故日晡所剧。麻黄杏仁薏苡甘草汤，麻黄、杏仁，破壅而发汗；薏苡、甘草，燥湿而培土也。

麻黄杏仁薏苡甘草汤九

麻黄五钱，去节　杏仁十粒，去皮尖　薏苡五钱　甘草一两，炙

上剉麻豆大，每服四钱匕，水盏半，煎八分，去滓，温服。有微汗，避风。

湿病九

风湿脉浮身重，汗出恶风者，防己黄芪汤主之。

风客皮毛，是以脉浮。湿渍经络，是以身重。风性疏泄，是以汗出恶风。防己黄芪汤，甘草、白术，补中而燥土；黄芪、防己，发表而泻湿也。

防己黄芪汤十

防己一两　黄芪一两　甘草五钱，炙　白术七钱五分

上剉麻豆大，每抄五钱匕，生姜四片，大枣三枚，水盏半，煎八分，去滓，温服，良久再服。喘者，加麻黄五钱。胃中不和者，加芍药三分。气上冲者，加桂枝三分。下有陈寒者，加细辛三分。服后当如虫行皮肤中，从腰以下如冰。后坐被上，又以一被绕腰以下，温令有微汗，瘥。

按：以上二方，分两、煎法、加减，俱非仲景法。小青龙汤：喘者，去麻黄，加杏仁，此云喘者，加麻黄，大抵后人所补。

湿病十

伤寒八九日，风湿相抟，身体疼烦，不能转侧，不呕不渴，脉浮虚而涩者，桂枝附子汤主之。如大便坚，小便自利者，去桂加白术汤主之。

湿为风郁，两相抟结，营卫壅滞，故身体烦疼，不能转侧。脉法：风则浮虚，脉浮虚而涩者，血分之虚寒也。桂枝加附子汤，桂枝和中而解表，附子暖血而驱寒也。若大便坚，小便自利者，则木达而疏泄之令行，湿不在下而在中，去桂枝之疏木，加白术以燥土也。

桂枝附子汤十一

方见《伤寒·太阳》此即桂枝去芍药加附子汤，而分两不同。

桂枝四两　生姜三两　甘草二两　大枣十二枚　附子三枚，炮，去皮

上五味，以水六升，煮取二升，去滓，分温三服。

去桂加白术汤十二

方见《伤寒》

甘草二两　生姜一两半　大枣六枚　附子一枚，炮　白术一两

上五味，以水三升，煮取一升，去滓，分温三服。一服觉身痹，半日许再服。三服都尽，其人如冒状，勿怪，即是术、附并走皮中逐水气，未得除故耳。

湿病十一

风湿相抟，骨节疼烦掣痛，不得屈伸，近之则痛剧，汗出短气，小便不利，恶风不欲去衣，或身微肿者，甘草附子汤主之。

湿流关节，烦疼掣痛，不得屈伸，近之则痛剧。汗出短气，小便不利，湿土中郁，肺金不得降敛，故气短而汗泄。肝木不得升达，故水阻而尿癃。阳遏不达，则恶风寒。气滞不通，则见浮肿。甘草附子汤，甘草、白术，补土而燥湿，附子、桂枝，暖水而疏木也。

甘草附子汤十三

方见《伤寒·湿病》

甘草二两　白术二两　附子二枚　桂枝四两

上四味，以水六升，煮取三升，去滓，温服一升，日三服。初服得微汗则解，能食，汗止复烦者，服五合。恐一升多者，服六七合为妙。

》 喝三章

喝病一

太阳中喝，发热恶寒，身重而疼痛，其脉弦细芤迟，小便已，洒洒然毛耸，手足逆冷，小有劳，身即热，口开，前板齿燥。若发其汗，即恶寒甚，加温针，则发热甚，数下之，则淋甚。

喝者，夏月而感风寒。表闭阳遏，则见寒热。湿动表郁，则生重疼。营卫虚涩，故弦细芤迟。水降气升，故皮毛振耸。土郁不达，故手足逆冷。阳升火泄，故劳即身热。阳明不降，故口开齿燥（阳明之脉，行于口齿）。阳明行身之前，故燥在前齿。发汗亡阳，故恶寒甚。温针亡阴，故发热甚。下之阳败土湿，木郁不泄，是以淋甚。

喝病二

太阳中热者，喝是也，汗出恶寒，身热而渴，白虎加人参汤主之。

暑热而感风寒，其名曰喝。内热熏蒸，是以汗出。表邪束闭，是以恶寒。暑伤肺气，津液枯燥，是以身热而渴。白虎加人参汤，白虎清金而补土，人参益气而生津也。

夏月中暑，必感外寒，郁其内热。但壮火食气，汗泄阳亡，不可汗下。人参白虎，清金泻热，益气生津，实不刊之神方也。

白虎加人参汤十四

方见《伤寒》

石膏一斤，碎，绵裹　知母六两　甘草二两　粳米六合　人参三两上五味，以水一斗，煮米熟汤成，去滓，温服一升，日三服。

暍病三

太阳中暍，身热疼重，而脉微弱，此以夏月伤冷水，水行皮中所致也，一物瓜蒂汤主之。

夏月汗出，浴于冷水，水入汗孔，而行皮中。皮毛冷闭，郁遏阳火，不得外泄，故生内热。热则伤气，故脉微弱。瓜蒂泻皮中之冷水，水去则窍开而热泄矣。

瓜蒂汤十五

瓜蒂二十枚

上剉，以水一升，煮取五合，去滓，顿服。

金匮悬解卷五

外感杂病

》疟病五章

疟者，阴阳之交争也。暑蒸汗泄，浴于寒水，寒入汗孔，藏于肠胃之外，秋伤于风，则成疟病。卫气离则病休，卫气集则病作。卫气昼行于阳二十五周，夜行于阴二十五周，寒邪在经，得阳而外出，得阴而内薄，其浅在阳分，则昼与卫遇而日作，其深在阴分，则夜与卫遇而暮作。邪中于头项者，卫气至头项而病。邪中于腰脊者，卫气至腰脊而病。其后客于脊背也，循脊而下，其气日低，故其作日晏。其前行于脐腹也，循腹而上，其气日高，故其作日早。其内薄于五脏，横连于募原也，道远而行迟，不能与卫气日遇，故间日乃作。岐伯析其理，仲景传其法，理明而法良，疟无不愈之病矣。

疟病一

师曰：疟脉自弦，弦数者多热，弦迟者多寒，弦小紧者下之差，弦迟者可温之，弦紧者可发汗针灸之，浮大者可吐之，弦数者风发也，以饮食消息止之。

弦为少阳之脉，寒邪在经，以类相从，内舍三阴，少阳居二阳三阴之间，内与邪遇，相争而病作，故疟脉自弦。少阳甲木，从相火化气，其初与邪遇，卫气郁阻，不得前行，渐积渐盛，内夺阴位，阴气被夺，外乘阳位，裹束卫气，闭藏而生外寒。卫气被束，竭力外发，重围莫透，鼓荡不已，则生战栗。及其相火郁隆，内热大作，寒邪退败，尽从热化，则卫气外发而病解。此痎疟之义也。

但相火不无虚实，弦数者，火胜其水，其病多热。弦迟者，水胜其火，其病多寒。弦而小紧者，腑热重而表寒轻，下之则差。弦迟者，内寒，可温其里。弦紧者，外寒，可发汗针灸，以散其表。浮大者，宿物内阻，可吐之。弦数者，木郁而风发也，以饮食消息而止之，如梨浆、瓜汁清润甘滑之品，息其风燥，经所谓风淫于内，治以甘寒是也。

疟病二

师曰：阴气孤绝，阳气独发，则热而少气烦冤①，手足热而欲呕，名曰瘅疟②。若但热不寒者，邪气内藏于心，外舍分肉之间，令人消烁肌肉。

《素问·疟论》：其但热而不寒者，阴气先绝，阳气独发，则少气烦冤，手足热而欲呕，名曰瘅疟。瘅疟者，肺素有热，气盛于身，厥逆上冲，中气实而不外泄。因有所用力，腠理开，风寒舍于皮肤之内，分肉之间而发。发则阳气盛，阳气盛而不衰，则病矣。其气不及于阴，故但热而不寒。气内藏于心而外舍于分肉之间，令人消烁肌肉，故名曰瘅疟。

瘅疟但热不寒，缘其阳盛阴虚，肺火素旺。汗出窍开，风寒内入，浅居皮中，闭其卫气。卫阳郁发，热伤肺气，手足如烙，烦冤欲呕。以阴气先虚而邪客又浅，是以但热无寒。其热内蓄于心，外舍分肉之间，令人消烁肌肉。是瘅疟之义也。

疟病三

温疟者，其脉如平，身无寒，但热，骨节疼烦，时呕，白虎

---

① 烦冤：心中烦闷不舒的感觉。
② 瘅疟：但热不寒的一种疟病。

加桂枝汤主之。

疟论：先伤于风而后伤于寒，故先热而后寒，亦以时作，名曰温疟。温疟者，得之冬中于风，寒气藏于骨髓之中，至春阳气大发，邪气不能自出。因遇大暑，脑髓烁，肌肉消，腠理发泄，或有所用力，邪气与汗皆出。此病藏于肾，其气先从内出之于外也。如是者，阴虚而阳盛，阳盛则热矣。衰则气复反入，入则阳虚，阳虚则寒矣。故先热而后寒，名曰温疟。

温疟先热后寒，缘冬月中风，泄其卫气。风愈泄而卫愈闭，遏其营血，郁而为热。后伤于寒，皮毛敛束，而风不能泄，营热更郁。营血司于肝木而生于肾水，冬时肾水蛰藏而肝木已枯，此热遂藏骨髓之中。至春乙木萌生，阳气大发，骨髓之热，可以出矣（肾主骨髓，乙木生于肾水，故骨髓之热，当随木气外出）。而外为寒束，不能自出。因遇大暑，脑髓燔烁，肌肉消减之时，腠理发泄，邪可出矣。即不遇大暑，或有所用力烦劳，气蒸汗流，邪亦出矣。热邪与汗皆出，表里如焚，于是阳盛而阴虚。物极必反，阳气盛极而衰，复反故位，阴气续复，渐而翕聚，是以寒生。此温疟之义也。

温疟即瘅疟之轻者，其热未极，则阳衰阴复，能作后寒，是谓温疟。热极阴亡，后寒不作，是谓瘅疟。曰身无寒，但热，仲景指温疟之重者而言，即瘅疟也。骨节者，身之溪谷，肾水之所潮汐，热极水枯，故骨节烦疼。呕者，热盛而胃逆也。白虎加桂枝汤，石膏、知母，清金而泻热，甘草、粳米，益气而生津，桂枝行经而达表也（风寒在表，故热藏骨髓，桂枝解散风寒，引骨髓之热外达于皮毛也）。

白虎加桂枝汤十六

石膏一斤　知母六两　甘草二两，炙　粳米二合　桂枝三两上五味，以水一斗，煮米熟汤成，去滓，温服一升，日三服。

疟病四

疟多寒者，名曰牝疟，蜀漆散主之。

疟论：疟先寒而后热者，夏伤于暑，腠理开发，因遇夏气凄沧之水寒，藏于腠理皮肤之中，秋伤于风，则病成矣。夫寒者，阴气也，风者，阳气也，先伤于寒而后伤于风，故先寒而后热也。病以时作，名曰寒疟。

先寒后热，缘阳为阴束，故闭藏而为寒，阳气鼓发，故郁蒸而为热。阳虚不能遽发，故寒多而热少。阳败而不发，则纯寒而无热。疟多寒者，阴盛而阳虚也，是其寒邪凝瘀，伏于少阳之部。必当去之，蜀漆散，云母除其湿寒，龙骨收其浊瘀，蜀漆排决积滞，以达阳气也。

蜀漆散十七

蜀漆洗，去腥　云母烧二日夜　龙骨等份

上三味，杵为散，未发前以浆水服半钱匕。温疟加蜀漆半分，临发时服一钱匕。

疟病五

病疟以月一日发，当以十五日愈，设不瘥，当月尽解，如其不瘥，当云何？师曰：此结为癥瘕，名曰疟母。急治之，宜鳖甲煎丸。

病疟以此月之初一日发，五日一候，三候一气，十五日气候一变，故当愈。设其不瘥，再过一气，月尽解矣。如其仍然不瘥，此其邪气盘郁，结为癥瘕，名曰疟母。当急治之，宜鳖甲煎丸，鳖甲行厥阴而消癥瘕，半夏降阳明而消痞结，柴胡、黄芩，清泻少阳之表热，人参、干姜，温补太阴之里寒，桂枝、芍药、阿胶，疏肝而润风燥，大黄、厚朴，泻胃而清郁烦，葶苈、石苇、瞿麦、赤硝，利水而泻湿，丹皮、桃仁、乌扇、紫葳、蜣螂、鼠妇、蜂窠、䗪虫，破瘀而消癥也。

鳖甲煎丸十八

鳖甲十二分，炙　半夏一分　柴胡六分　黄芩三分　人参一分　干姜三分　桂枝三分　阿胶三分，炙　芍药五分　大黄三分　厚朴三分　葶苈一分，熬　石苇三分，去毛　瞿麦二分　赤硝十二分　桃仁四分　乌扇三分，烧　紫葳三分　蜣螂六分，熬　鼠妇三分，熬　蜂窠四分，炙　䗪虫五分，熬　丹皮五分

上二十三味，为末，取煅灶下灰一斗，清酒一斛五斗，浸灰，俟酒尽一半，着鳖甲于中，煮令泛烂如胶漆，绞取汁，内诸药，煎为丸，如梧桐子大，空心服七丸，日三服。

》 附方

《外台》 柴胡去半夏加栝楼根汤三

方见《伤寒·少阳》小柴胡汤加减。

治疟病发渴者。亦治劳疟。

柴胡八两　黄芩三两　人参三两　甘草二两　生姜三两　大枣十二枚　栝楼根四两

上七味，以水一斗二升，煮取六升，去滓，再煎，取三升，温服一升，日三服。

《外台》 柴胡桂姜汤四

方见《伤寒·少阳》。

治疟寒多微有热，或但寒不热。服一剂如神。

柴胡八两　黄芩三两　甘草三两，炙　桂枝三两，去皮　干姜二两　牡蛎二两　栝楼根四两

上七味，以水一斗，煮取六升，去滓，再煎取三升，温服一升，日三服。初服微烦，复服汗出便愈。

金匮悬解卷六

外感杂病

》百合狐惑阴阳毒 十三章

百合、狐惑、阴毒、阳毒，非同气也，而狐惑之神思迷乱，有似百合，阳毒之脓血腐瘀，颇类狐惑，不同之中，未尝无相同之象，而皆有表邪，则同也。百合之病，有得于吐下发汗者，有不经吐下发汗者，是伤寒之变证也。狐惑之病，状类伤寒，是伤寒之类证也。阳毒、阴毒之病，服药取汗，是伤寒之别证也。其病气之变现，固以本气之郁发，然非有表邪之外束，则本气何因而郁发也？此可以会通其原病矣。

》百合 九章

百合一

百合病者，百脉一宗，悉致其病也。意欲食，复不能食，常默然，欲卧不能卧，欲行不能行，饮食或有美时，或有不欲闻食臭时，如寒无寒，如热无热，口苦，小便赤，诸药不能治，得药则剧吐利，如有神灵者，身形如和，其脉微数。每溺时头痛者，六十日乃愈。若溺时头不痛，淅淅然者，四十日愈。若溺时快然，但头眩者，二十日愈。其证或未病而预见，或病四五日而出，或病二十日或一月后见者，各随证治之。

百合病者，伤寒之后，邪气传变，百脉一宗，悉致其病。百

44

脉者，六气攸分，五行不一，而百脉一宗，则殊途同归，悉致其病，则百端俱集。意未尝不欲食，复不能食，常默然无语。动止不安，故欲卧不能卧，欲行不能行，饮食或有甘美之时，或有恶闻食臭之时。如寒而无寒，如热而无热，口苦便赤，诸药不效，得药则剧，吐利不测。身形如和，其脉微数，如是则经络脏腑，莫名其部，寒热燥湿，难分其条。

此有法焉，观其小便。溺时头痛者，水降而气升也。气水一原，在上则为气，是谓上焦如雾，在下则为水，是谓下焦如渎，在中气水之交，是谓中焦如沤。上焦清气昏蒙，心绪烦乱，浊气稍降，头目犹清，溺时清气降泄而浊气升腾，头上壅塞，是以作痛。此其病重，两月乃愈。若溺时头上不痛，但淅淅振栗者，气虽上升而未甚壅遏，其病颇轻，四十日愈。若溺时快然，但觉头眩者，气虽上升而不至填塞，其病更轻，二十日愈。其溺时之证，或未病而预见，或病四五日而方出，或病二十日及一月而后见者，各随其证之轻重而治之也。

百合二

百合病，发汗后者，百合知母汤主之。

百合之病，即其溺时头痛观之，是病在气分也。主气者肺，肺朝百脉，百脉之气，受之于肺，一呼则百脉皆升，一吸则百脉皆降，呼吸出入，百脉关通，是以肺病则百脉皆病。肺气清明，则神思灵爽，甘寝饱食，肺气不清，则郁闷懊憹，眠食损废矣。是宜清肺，肺气清和，百脉自调，而其由来非一，则用法不同。若得于发汗之后者，是汗亡肺津，金被火刑也。百合知母汤，百合清肺而生津，知母凉金而泻火也。

百合知母汤十九

百合七枚　知母三两

上先以水洗百合，渍一宿，当白沫出，去其水，更以泉水二升，煎取一升，去滓，别以泉水二升煎知母，取一升，去滓，后合和，煎取一升五合，分温再服。

百合三

百合病，下之后者，滑石代赭汤主之。

百合病，得于下之后者，是以下伤中气，湿动胃逆，肺郁而生热也。滑石代赭汤，百合清金而泻热，滑石、代赭，渗湿而降逆也。

滑石代赭汤二十

百合七枚　滑石三两，碎，绵裹　代赭石如鸡子大，碎，绵裹

上先以水洗百合，浸一宿，当白沫出，去其水，更以泉水二升，煎取一升，别以泉水二升煎滑石、代赭石，取一升，去滓后合和，重煎取一升五合，分温服。

百合四

百合病，吐之后者，百合鸡子汤主之。

百合病，得于吐之后者，是吐伤肺胃之津，燥动而火炎也。百合鸡子汤，百合清肺热而生津，鸡子黄补脾精而润燥也。

百合鸡子汤二十一

百合七枚　鸡子黄一枚

上先以水洗百合，浸一宿，当白沫出，去其水，更以泉水二升，煎取一升，去滓，内鸡子黄，搅匀，煎五分，温服。

百合五

百合病，不经吐、下、发汗，病形如初者，百合地黄汤主之。

百合病，不经吐、下、发汗，病形如初者，瘀热淫蒸，败浊

未泄。百合地黄汤，百合清金而除烦热，地黄泻胃而下瘀浊也。

百合地黄汤二十二

百合七枚　生地黄汁一升

上先以水洗百合，浸一宿，当白沫出，去其水，更以泉水二升，煎取一升，去滓，内地黄汁，煎取一升五合，分温再服。中病，勿更服。大便当如漆。

百合六

百合病，一月不解，变成渴者，百合洗方主之。

百合病，一月不解，变成渴者，是金被火刑，津枯而肺燥也。百合洗方，润皮毛而清肺燥也。

百合洗方二十三

百合一升

上百合一味，以水一斗，浸之一宿，以洗身。洗后食煮饼，勿以盐豉也。

百合七

百合病，渴不差者，栝楼牡蛎散主之。

百合病，渴不差者，是相火刑金而津液枯槁也。栝楼牡蛎散，栝楼清金而润燥，牡蛎敛肺而止渴也。

栝楼牡蛎散二十四

栝楼根　牡蛎熬。等份

上为细末，饮服方寸匕，日三服。

百合八

百合病，变发热者，百合滑石散主之。

百合病，变发热者，是湿动胃逆而肺气不降也。百合滑石散，百合清金而泻热，滑石利水而泻湿也。

百合滑石散二十五

百合一两，炙　滑石二两

上为散，饮服方寸匕，日三服。当微利，热除则止服。

百合九

百合病，见于阴者，以阳法救之，见于阳者，以阴法救之。见阳攻阴，复发其汗，此为逆，见阴攻阳，乃复下之，此亦为逆。

百合病，见于阴分者，以阳法救之，阳长而阴自消，见于阳分者，以阴法救之，阴进而阳自退。若见于阳者，反攻其阴而发汗，愈亡其阴，此为逆也，若见于阴者，反攻其阳而下之，愈亡其阳，此亦为逆也。

》 狐惑二章

狐惑一

狐惑之为病，状如伤寒，默默欲眠，目不得闭，卧起不安，蚀于喉为惑，蚀于阴为狐，不欲饮食，恶闻食臭，其面目乍赤、乍黑、乍白。蚀于上部则声嘎，甘草泻心汤主之。蚀于下部则咽干，苦参汤洗之。蚀于肛者，雄黄散熏之。

狐惑者，狐疑惶惑，绵昧不明，状如伤寒。而病实在里，默默欲眠，目不得闭，卧起不安，饮食皆废，其面目乍赤、乍黑、乍白，而无定色。此盖湿气遏郁，精神昏愦之病也。

湿邪淫泆，上下熏蒸，浸渍糜烂，肌肉剥蚀。蚀于喉咙，其名为惑，以心主藏神，阳分受伤，清气燔蒸，则神思惶惑而不灵也。蚀于二阴，其名为狐，以肾主藏志，阴分受伤，浊气熏烁，则志意狐惑而不清也。蚀于上部，其病在心，心火刑金，是以声嘎。心火升炎，下寒上热，甘草泻心汤，参、甘、姜、枣，温补中脘之虚寒，芩、连、半夏，清降上焦之郁热也。蚀于下部，其病在肾，肾脉上循喉咙，是以咽干。其前在阴器，则以苦参汤洗之，后在肛门，则以雄黄散熏之。盖土湿木陷，郁而生热，化生虫䘌，前后侵蚀，苦参、雄黄，清热而去湿，疗疮而杀虫也。

土湿则脾陷而不消，胃逆而不纳，故不能饮食。君火不降，则见赤色。辛金不降，则见白色。壬水不降，则见黑色。病见上下，而根在中焦，总由太阴湿土之旺。甘草泻心，温中清上，培土降逆，狐惑之的方也。

甘草泻心汤二十六

方见《伤寒·太阳》

甘草四两，炙　半夏半升　黄芩三两　黄连一两　干姜三两
人参三两　大枣十二枚

上七味，以水一斗，煮取六升，去滓，再煎取三升，温服一升，日三服（《伤寒》无人参）。

苦参汤二十七

苦参一升

上一味，以水一斗，煎取七升，去滓，熏洗，日三次。

雄黄散二十八

雄黄

上一味，为末，筒瓦二枚合之，烧向肛熏之。

狐惑二

病者脉数，无热，微烦，默默但欲卧，汗出，初得之三四日，目赤如鸠眼，七八日，目四眦黑。若能食者，脓已成也，赤小豆当归散主之。

病者脉数，而无表热，郁郁微烦，默默欲卧，自汗常出，此狐惑之湿旺而木郁者。初得之三四日，目赤如鸠眼，七八日，目之四眦皆黑、以肝窍于目，藏血而胎火，木郁生热，内蒸而不外发，故脉数而身和，木贼土困，故烦郁而欲卧，风木疏泄，故见自汗，邪热随经而走上窍，故目如鸠眼，营血腐败而不外华，故目眦灰黑，此必作痈脓。若能饮食者，脓已成也，以肉腐脓化，木郁松缓，是以能食。赤小豆当归散，小豆利水而泻湿，当归养血而排脓也。

赤小豆当归散二十九

赤小豆三升，浸令芽出，曝干　当归十两

上二味，杵为散，浆水服方寸匕，日三服。

〉〉阳毒一章

阳毒一

阳毒之为病，面赤斑斑如锦纹，咽喉痛，吐脓血，五日可治，七日不可治，升麻鳖甲汤主之。

阳毒之病，少阳甲木之邪也。相火上逆，阳明郁蒸，而生上热。其经自面下项，循喉咙而入缺盆，故面赤喉痛，而吐脓血。脏气相传，五日始周，则犹可治。七日经气已周，而两脏再伤，故不可治，《难经》所谓七传者死也（五十三难：假令心病传肺，肺传肝，肝传脾，脾传肾，肾传心，一脏不再伤，故言七传者死。七日肺肝再伤，故死也）。升麻鳖甲汤，升麻、甘草，清咽喉而松滞结，鳖甲、当归，排脓血而决腐瘀，雄黄、蜀椒，泻湿热而下逆气也。

升麻鳖甲汤三十

升麻二两　鳖甲手指大一片，炙　甘草二两　当归一两　雄黄五钱，研　蜀椒一两，炒去汗

上六味，以水四升，煮取一升，顿服之，老小再服，取汗。

》 阴毒一章

阴毒一

阴毒之为病，面目青，身痛如被杖，咽喉痛，五日可治，七日不可治，升麻鳖甲去雄黄蜀椒汤主之。

阴毒之病，厥阴乙木之邪也。肝窍于目而色青，故面目青。足太阴之脉，上膈而挟咽，脾肝郁迫，风木冲击，故身与咽喉皆痛。升麻鳖甲去雄黄蜀椒汤，升麻、甘草，清咽喉而松迫结，鳖甲、当归，破痞瘀而滋风木也。

升麻鳖甲去雄黄蜀椒汤三十一

升麻二两　鳖甲手指大一片，炙　甘草二两，炙　当归一两
煎服依前法（阴阳毒有表邪外束，故宜取汗）。

金匮悬解卷七

内 伤

》 血痹虚劳十八章

血痹、虚劳，非一病也，而证有相通。血痹之证，必因于虚劳，所谓骨弱肌肤盛，重因疲劳汗出是也。虚劳之病，必致于血痹，所谓中有干血，肌肤甲错，两目黯黑是也。

盖劳伤在乎气，而病成在乎血，二十二难解《灵枢·经脉》之文：是动者，气也，所生病者，血也。气主煦之，血主濡之，气留而不行者，为气先病也，血滞而不濡者，为血后病也，故先为是动，后所生也。缘气无形而难病，病必由于血瘀，血有质而易病，病必由于气凝。气倡而血随之，故气动则血病也。其未结而方瘀，由上亡于吐衄而下脱于便溺，其既瘀而又结，则浅聚于经络而深积于脏腑。其方瘀而亡脱，以阴气堙郁而中寒也，其既结而积聚，则阳气壅阻而变热也。而其先，总缘于土虚。土虚则火热而水寒，金烁而木枯，中枢败而四维不转，故火金伤而神气病于上，水木损而精血病于下。会仲景建中之义，则血痹、虚劳之病，随处逢源矣。

》 血痹二章

血痹一

问曰：血痹病，从何得之？师曰：夫尊荣人，骨弱肌肤盛，重因疲劳汗出，卧不时动摇，加被微风，遂得之。但以脉自微涩，在寸口、关上小紧，宜针引阳气，令脉和紧去则愈。

血痹者，血闭痹而不行也。此以尊荣之人，骨弱肉丰，气虚血盛，重因疲劳汗出，气蒸血沸之时，安卧不时动摇，血方动而身已静，静则血凝，加被微风吹袭，闭其皮毛，内郁不得外达，因此痹着而不流通。

血痹不行，则脉自微涩。风寒外闭，则寸口、关上小紧，紧者，寒闭之脉。清邪居上，故气行于寸关，此宜针引阳气，令阳气通达，则痹开而风散，紧去而脉和，自然愈也。

久痹不已，而成干血，则为大黄䗪虫之证矣。

血痹二

血痹阴阳俱微，寸口、关上微，尺中小紧，外证身体不仁，如风痹状，黄芪桂枝五物汤主之。

血痹寸阳尺阴俱微，其寸口、关上则微，其尺中则微而复兼小紧。脉法：紧则为寒，以寒则微阳封闭而不上达，故脉紧。外证身体不仁，如风痹之状，以风袭皮毛，营血凝涩，卫气郁遏，渐生麻痹，营卫阻梗，不能煦濡肌肉，久而枯槁无知，遂以不仁。营卫不行，经络无气，故尺、寸、关上俱微。营瘀木陷，郁于寒水而不能上达，故尺中小紧。黄芪桂枝五物汤，大枣、芍药，滋营血而清风木，姜、桂、黄芪，宣营卫而行瘀涩，倍用生姜，通经络而开闭痹也。

黄芪桂枝五物汤三十二

黄芪三两　桂枝三两　芍药三两　生姜六两　大枣十二枚

上五味，以水六升，煮取二升，温服七合，日三服（一方有人参）。

〉〉虚劳十六章

虚劳一

脉弦而大，弦而为减，大则为芤，减则为寒，芤则为虚，虚寒相抟，此名为革，妇人则半产漏下，男子则亡血失精。

此段见《伤寒·脉法》。脉弦而大，弦则为阳衰而脉减，大则为阴衰而脉芤，减则阳气不足而为寒，芤则阴血不充而为虚。虚寒相合，此名为革。妇人则半产漏下，男子则亡血失精，以其阳升而不降，阴降而不升，上热下寒，阴中无阳，精血失统故也。

中气者，交济水火之媒，水火不济，总以中气之虚。后世医法不传，治此乃用清凉滋润，中气崩败，水走火飞，百不一生。今之医事，不可问也（漏下者，非经期而血下。血暴脱者，谓之崩中，如堤崩而水泄也。血续失者，谓之漏下，如屋漏而水滴也）。

虚劳二

夫男子平人，脉大为劳，极虚亦为劳。

脉大者，表阳离根而外浮，所谓大则为芤也。极虚者，里阳亏乏而内空，所谓芤则为虚也。或大、或芤，皆以劳伤元气之故也。

虚劳三

男子面色薄者，主渴及亡血，卒喘悸，脉浮者，里虚也。

血者，色之华也，亡血而无以华色，故面色清薄。血弱则发热而作渴，《伤寒》所谓诸弱发热，热者必渴也。热盛火炎，则刑金而作喘。血亡肝虚，风木郁冲，则生悸动。凡脉浮者，皆缘里气之虚，表阳不能内交也。

虚劳四

男子脉虚沉弦，无寒热，短气里急，小便不利，面色白，时时瞑，兼衄，少腹满，此为劳使之然。

脉虚者，空虚而不实。沉者，阳陷而不升。弦者，水寒而木枯也。无寒热者，无表证也。短气者，气不归根。里急者，木郁不达。小便不利者，土湿木陷，不能行水。面色白者，血不华色。时时瞑者，阳不归根，升浮而眩晕。衄者，肺金之不敛。少腹满者，肝木之不升。此皆劳伤中气，不能升降阴阳，故使之然也。

虚劳五

劳之为病，其脉浮大，手足烦，春夏剧，秋冬瘥，阴寒精自出，痠削不能行。

脉浮大，手足烦者，阳气内虚而外盛也。春夏阳气浮升，内愈寒而外愈热，故剧。秋冬阳气沉降，外热轻而内寒减，故瘥。缘中气虚败，不能交济水火，火炎而上热，水渐而下寒。肾者，蛰闭封藏之官也，水冷不能蛰藏阳气，则阴寒精自出，水寒不能生发肝木，则痠削不能行也。

虚劳六

男子脉浮弱而涩，为无子，精气清冷。

脉浮者，阳虚而不敛也。弱者，气衰而不振也。涩者，血寒而不流也。此其肝肾阳亏，精气清冷，不能生子也。

冬水蛰藏，地下温暖，春时木气发泄，则阳升而物生。人之所以生子者，肾肝之阳旺也，若水寒木枯，生意不旺，不能生子也。

虚劳七

男子平人，脉虚弱细微者，喜盗汗也。

脉虚弱细微者，里阴盛而表阳虚，寐时卫气不交，阴分外泄而不敛，故喜盗汗。

虚劳八

人年五六十，其病脉大者，痹挟背行，若肠鸣，马刀挟瘿①者，皆为劳得之。

病脉大者，阳不归根而外盛也。痹挟背行者，足太阳之经，行身之背，太阳不降，则经气痹着，挟背而行也。肠鸣者，水寒而木郁，乙木陷于寒水之中，郁勃激宕，故雷鸣而气转也。马刀挟瘿者，瘰疬之疮，足少阳之病也。足少阳之经，循颈侧而入缺盆，随足阳明而下降，水寒土湿，胃逆不降，则胆脉上壅，瘀结而生瘰疬。《灵枢·经脉》：胆足少阳之经，是动则病口苦，心胁痛，缺盆中肿痛，腋下肿，马刀挟瘿，《灵枢·痈疽》：其痈坚而不溃者，为马刀挟瘿。此皆劳伤水土，不能滋培木气故也。

虚劳九

脉沉小迟，名脱气，其人疾行则喘喝，手足逆冷，腹满，甚则溏泄，食不消化也。

脉沉小而迟，是名脱气，脱气者，阴中之阳，陷而不升也。其人疾行，则喘喝而仰息，喘喝者，阳中之阳，逆而不降也，气不归根，故动则发喘。其手足逆冷，以四肢秉气于脾胃，脾胃阳虚，四肢失秉，故寒冷不温。阳气受于四末（《素问》语）。手足者，阳盛之处，温则为顺，不温而寒，是谓逆也。脾主升清，胃主降浊，阳衰湿旺，升降反作，清气陷而浊气逆，是以腹满。脾阳升动，则水谷消磨，清阳下陷，磨化失职，是生飧泄，故甚则大便溏泄，食不消化也。

虚劳十

夫失精家，少腹弦急，阴头寒，目眩，发落，脉极虚芤迟，

① 马刀挟瘿：属瘰疬之类，常成串而出，质坚硬，其形长者称为马刀，或生于耳下、颈项，至缺盆沿至腋下，或生肩上而下沿，其生于颈部者称为"挟瘿"。

为清谷、亡血、失精，脉得诸芤动微紧，男子失精，女子梦交，桂枝龙骨牡蛎汤主之。

失精之家，风木郁陷，则少腹弦急。温气虚败，则阴头寒凉。相火升泄，则目眩发落。缘水寒不能生木，木气遏陷，横塞于少腹，故弦硬而紧急。肝主筋，前阴者，宗筋之聚，肾肝之阳虚，故阴头寒冷。水木下寒而不升，则火金上热而不降，相火升腾，离根而虚飘，故目眩而发落。其脉极虚芤迟涩，此为清谷、亡血、失精之诊。凡脉得诸芤动微紧，皆阴中无阳，男子则失精，女子则梦交。

盖乙木生于肾水，温则升而寒则陷，肾主蛰藏，肝主疏泄，水寒木陷，郁而生风，肝行其疏泄，肾失其蛰藏，故精滑而遗失也。此其中，全缘土虚。以水木为阴，随己土而上升，则下焦不寒，火金为阳，随戊土而下降，则上焦不热。上清则无嗽喘吐衄之证，下温则无清谷遗精之疾，是谓平人。脾升胃降之机，是为中气。中气者，升降阴阳之枢，交济水火之媒，姹女婴儿之配合，权在于此，道家谓之黄婆，义至精也。其位居坎离之中，戊己之界，此即生身之祖气，胎元之元神，阴阳之门，天地之根也（《老子》：玄牝之门，是谓天地根，指此）。桂枝龙骨牡蛎汤，桂枝、芍药，达木郁而清风燥，姜、甘、大枣，和中气而补脾精，龙骨、牡蛎，敛神气而涩精血也。

桂枝龙骨牡蛎汤 三十三

桂枝三两　芍药三两　甘草二两　大枣十二枚　生姜三两　龙骨三两　牡蛎三两

上七味，以水七升，煮取三升，分温三服。

虚劳十一

虚劳里急，悸，衄，腹中痛，梦失精，四肢痠疼，手足烦热，咽干口燥，小建中汤主之。

里急者，乙木郁陷，迫急而不和也。木性喜达，郁而欲发，生气不遂，冲突击撞，是以腹痛。肝主筋，诸筋皆聚于节，生气失政，筋节不畅，故四肢痠疼。胆气上逆，胸肋壅塞，肝脉上行，升路郁阻，风木振摇，故心下悸动。子半阳生，木气萌蘖，而生意郁陷，不能上达，则欲动而梦交接，益以风木疏泄，是以精遗。风燥亡津，肺腑枯槁，故咽干口燥。风木善泄，肺金失敛，故血衄鼻窍。手之三阳，足之三阴，陷而不升，故手足烦热（手之三阳不升，则阳中之阳，陷于阴中，足之三阴不升，则阴中之阳，陷于阴中，故手足烦热）。此以中气虚败，风木下陷，而相火上逆也。小建中汤，胶饴、甘、枣，补脾精而缓里急，姜、桂、芍药，达木郁而清风火也。

小建中汤三十四

方见《伤寒·少阳》

桂枝三两　芍药六两　甘草三两，炙　大枣十二枚　生姜三两
胶饴一升

上六味，以水七升，煮取三升，去滓，内胶饴，更上微火消解，温服一升，日三服。

呕家不可用此汤，以甜故也。

虚劳十二

虚劳里急，诸不足，黄芪建中汤主之。

虚劳之病，脾阳陷败，风木枯槁，郁迫不升，是以里急。木中温气，阳气之根也，生气之陷，原于阳根之虚。黄芪建中汤，胶饴、甘、枣，补脾精而缓里急，姜、桂、芍药，达木郁而清风燥，黄芪补肝脾之气，以培阳根也。

黄芪建中汤三十五

桂枝三两　芍药六两　甘草二两，炙　大枣十二枚　生姜三两
胶饴一升　黄芪一两半

于小建中汤内加黄芪一两半，余依建中汤法。气短胸满者，加生姜。腹满者，去枣，加茯苓一两半。及疗肺虚损不足，补气，加半夏一两。

虚劳十三

虚劳腰痛，少腹拘急，小便不利者，八味肾气丸主之（方在消渴）。

肾位于腰，在脊骨十四椎之旁，足太阳之经，亦挟脊而抵腰中。腰者，水位也，水寒不能生木，则木陷于水，而腰痛作。木郁风生，不能上达，则横塞少腹，枯槁而拘急。乙木郁陷，缘于土湿，木遏于湿土之中，疏泄之令不畅，故小便不利。八味肾气丸，附子温癸水而益肾气，地黄滋乙木而补肝血，丹皮行血而开瘀涩，薯、萸，敛精而止失亡，苓、泽，泻水而渗湿，桂枝疏木而达郁也。

虚劳十四

虚劳诸不足，风气百疾，薯蓣丸主之。

虚劳之病，率在厥阴风木一经。肝脾阳虚，生气不达，木郁风动，泄而不藏，于是虚劳不足，百病皆生。肺主收敛，薯蓣敛肺而保精，麦冬清金而宁神，桔梗、杏仁，破壅而降逆，以助辛金之收敛。肝主生发，归、胶，滋肝而养血，地、芍，润木而清风，芎䓖、桂枝，疏郁而升陷，以助乙木之生发。土位在中，是为升降金木之枢，大枣补己土之精，人参补戊土之气，苓、术、甘草，培土而泻湿，神曲、干姜，消滞而温寒，所以理中而运升

59

降之枢也。木位在左，是为克伤中气之贼，柴胡、白薇，泻相火而疏甲木，黄耆、防风，燥湿土而达乙木，所以剪乱而除中州之贼也。

薯蓣丸三十六

薯蓣三十分　麦冬六分　桔梗五分　杏仁六分　当归十分　阿胶七分　芍药六分　干地黄十分　大枣百枚，为膏　人参七分　甘草二十八分　白术六分　茯苓五分　神曲十分　干姜三分　柴胡五分　白薇二分　桂枝十分　防风六分　豆黄卷十分，以黑豆芽为正　芎穷六分

上二十一味，末之，炼蜜和丸，如弹子大，空腹酒服一丸，一百丸为剂。

虚劳十五

虚劳虚烦不得眠，酸枣汤主之。

土湿胃逆，相火升泄，是以虚烦，不得眠睡。酸枣汤，甘草、茯苓，培土而泻湿，芎穷、知母，疏木而清烦，酸枣敛神魂而安浮动也。

酸枣汤三十七

酸枣仁二升　知母二两　芎穷二两　甘草一两　茯苓二两

上五味，以水八升，煮酸枣仁，取六升，内诸药，煮取三升，分温三服。

虚劳十六

五劳虚极，羸瘦腹满，不能饮食，食伤，忧伤，饮伤，房室伤，饥伤，劳伤，经络营卫气伤，内有干血，肌肤甲错，两目黯黑，缓中补虚，大黄䗪虫丸主之。

五劳，五脏之劳病也。《素问·宣明五气》：久视伤血，久卧伤气，久坐伤肉，久立伤骨，久行伤筋，是谓五劳所伤。心主血，肺主气，脾主肉，肾主骨，肝主筋，五劳不同，其病各异，而总以脾胃为主，以其为四维之中气也。故五劳之病，至于虚极，必羸瘦腹满，不能饮食，缘其中气之败也。

五劳之外，又有七伤，饱食而伤，忧郁而伤，过饮而伤，房室而伤，饥馁而伤，劳苦而伤，经络营卫气伤。其伤则在气，而病则在血，血随气行，气滞则血瘀也。血所以润身而华色，血瘀而干，则肌肤甲错而不润，两目黯黑而不华。肝窍于目。《灵枢》：肝病者眦青（五阅五使篇）。正此义也。血枯木燥，筋脉短缩，故中急而不缓。大黄䗪虫丸，甘草培土而缓中，杏仁利气而泻满，桃仁、干漆、虻虫、水蛭、蛴螬、䗪虫，破瘀而消癥，芍药、地黄，清风木而滋营血，黄芩、大黄，泻相火而下结块也。

凡五劳七伤，不离肝木，肝木之病，必缘土虚。以中气劳伤，己土湿陷，风木郁遏，生气不达，于是贼脾位而犯中原。脾败不能化水谷而生肌肉，故羸瘦而腹满。肝藏血而窍于目，木陷血瘀，皮肤失荣，故肌错而目黑。大黄䗪虫丸，养中而滋木，行血而清风，劳伤必需之法也。

大黄䗪虫丸三十八

大黄十分，蒸　黄芩二两　芍药四两　干地黄十两　甘草三两
杏仁一升　桃仁一升　干漆一两　虻虫一升　水蛭百枚　蛴螬一升
䗪虫半升

上十二味，末之，炼蜜为丸，小豆大，酒饮服五丸，日三服。

›› 附方

《千金翼》 炙甘草汤五

方见《伤寒·少阳》

治虚劳诸不足，汗出而闷，脉结心悸，行动如常，不出百日，危急者十一日死。

甘草四两，炙　桂枝三两　人参二两　生姜三两　大枣三十枚　麦冬半升　阿胶二两　生地黄一斤　麻仁半升

上九味，以酒七升，水八升，先煮八味，取三升，去滓，内胶，消尽，温服一升，日三服。

金匮悬解卷八

内伤杂病

≫ 惊悸吐衄下血瘀血 十八章

惊悸、吐衄、下血、瘀血，病虽不一，而原则无二。惊悸之家，风木郁动，营血失敛，往往上溢而下泄，不溢不泄，则蓄结而内瘀，内瘀不去，久成痃癖，痃癖渐大，多至殒命而亡身。故瘀血之病，由于吐衄，吐衄之病，根于惊悸，惊悸之病，起于虚劳，虚劳之病，根于中气之败。

盖水寒土湿，不能荣木，肝胆动摇，必生惊悸。惊悸既作，风木疏泄，扰而不静。经络堙郁，凝而不流。以既凝之血。而得疏泄之令，未有不吐衄而便泻者也。吐下不行，势必积聚，而为瘀血。瘀血一成，是为心腹之疾，事如养虎矣。

惊悸、吐衄之法，全以中气为主，温养保固，不可凉泻。及成瘀血，不得不下，但以下之后，病去而人不殒亡，人存而年不夭折，则善之善矣。

≫ 惊悸 四章

惊悸一

寸口脉动而弱，动则为惊，弱则为悸。

《伤寒·脉法》：阴阳相搏，名曰动，阳动则汗出，阴动则发热。若数脉见于关上，上下无头尾，如豆大，厥厥动摇者，名

63

曰动也。动者，动荡而不宁，弱者，濡弱而不畅也。

盖胃上不降，浊阴升塞，胆木不得下根，则浮荡而为动，动即虚飘而惊生，肝木不得上达，则抑郁而为弱，弱即振摇而悸作，而总缘土气之湿，湿则中气埋塞而木郁故也。是以虚劳之家，中气羸困，升降失职，肝胆不荣，无不有惊悸之证。

惊悸之人，营血瘀蓄，风火鼓扇，往往有吐衄之条。仲景列惊悸于虚劳之后，吐衄之先，盖虚劳、惊悸、吐衄之病，实一本而同源者也。

后世不解，以为阴虚，反以清凉滋润之药，毙其性命。庸工代起，述作相承，亿万生灵，胥罹其祸。愚妄之罪，罄竹难书矣。

惊悸二

师曰：病有奔豚，有吐脓，有惊怖，有火邪，此四部病，皆从惊发得之。

奔豚者，肝木之邪，阳亡土败，水寒木郁，风动根摇，奔冲心肺，是谓奔豚（言其势如奔豚也）。吐脓者，惊悸之家，气动血挠，离经郁蓄，涌溢阳窍，是为吐衄。不经吐衄，郁碍阳气，阳郁热发，淫蒸腐化，随吐而上，是谓吐脓。惊怖者，水寒土湿，胃气不降，胆木失根，神魂振惕，是谓惊怖。火邪者，火劫发汗，阳败惊生，迷乱昏狂，卧起不安，是谓火邪。此四部之病，异派同源，悉属肝胆。肝胆主惊，皆由木气受伤，惊发于肝胆，而得之也。

惊悸三

火邪者，桂枝去芍药加蜀漆龙骨牡蛎救逆汤主之。

《伤寒·太阳篇》：伤寒脉浮，医以火迫劫之，亡阳，必惊狂，起卧不安者，桂枝去芍药加蜀漆龙骨牡蛎救逆汤主之。火邪者，以火劫发汗而中火邪也（《伤寒》：太阳病，以火熏之，不得汗，其人必躁，至经不解，必清血，名为火邪）。汗多亡阳，土败胃逆，君相飞腾，神魂浮荡，是以惊生。浊阴上逆，化生痰涎，迷塞心宫，是以狂作。桂枝去芍药加蜀漆龙骨牡蛎救逆汤，蜀漆吐腐败而疗狂，龙骨、牡蛎，敛神魂而止惊，去芍药者，以其酸寒而泻阳气也。

桂枝去芍药加蜀漆龙骨牡蛎救逆汤三十九

方见《伤寒·太阳》

桂枝三两，去皮　甘草二两，炙　生姜三两　大枣十二枚　蜀漆三两，洗去腥　龙骨四两　牡蛎五两，熬

上为末，以水一斗二升，先煮蜀漆，减二升，内诸药，煮取三升，去滓，温服一升。

惊悸四

心下悸者，半夏麻黄丸主之。

阳衰土湿，升降失政，胃土上逆，心下郁塞，碍厥阴升路，风木上行，不得顺达，郁勃鼓荡，是以心下悸动。半夏麻黄丸，半夏降胃逆而驱浊阴，麻黄泻埋塞而开经路也。

惊悸之证，土湿胃逆，阳气升泄，神魂失藏，多不能寐。《灵枢·邪客》：卫气独卫其外，行于阳，不得入于阴，行于阳则阳气盛，不得入于阴，阴虚故目不瞑，饮以半夏汤一剂，阴阳已通，其卧立至，正此义也。

内伤外感惊悸之证，皆少阳之阳虚（土败胃逆，胆木失根故也）。惟少阳伤寒小建中、炙甘草二证，是少阳之阳旺者（足少阳化气于相火）。汗下伤中，阳亡土败，甲木拔根，相火升炎，故以生地、芍药，泻其相火（此在内伤，必是火败，以伤寒表邪，郁其相火，是以火旺也）。然火自旺而土自虚，非表里阳盛

者（小建中、炙甘草，皆培土而泻火）。除此无阳旺之惊悸矣。

后世庸工，归脾加减，天王补心之方，滋阴泻阳，误尽天下苍生。至今海内宗之，加以俗子表章，其祸愈烈！此关天地杀运，非一人之力所能挽也。

半夏麻黄丸四十

半夏　麻黄等份

上二味，末之，炼蜜和丸，小豆大，饮服三丸，日三服。

》吐衄下血瘀血十四章

吐衄下血一

寸口脉弦而大，弦则为减，大则为芤，减则为寒，芤则为虚，寒虚相抟，此名曰革。妇人则半产漏下，男子则亡血。

此段见虚劳中。亡血之病，无不由于虚寒，虚寒之源，无不由于中气之败。其亡于吐衄，非无上热，上热者，火烈金燔而不降，其中下则虚寒也。其亡于便溺，非无下热，下热者，水冷木郁而不升，其中上则虚寒也。

中气者，升降水火之枢轴，枢轴不转，则火浮而水沉，此亡血之原也。中气虚寒，阳明不降而辛金逆，郁为上热而沸涌，太阴不升而乙木陷，郁为下热而注泄。外证以弦大之脉，毫不露虚寒之形，此所以后世方书专事清凉，千手雷同，万不一生也。不知弦则为减，减则为寒，大则为芤，芤则为虚，于弦大之中而得虚寒之义，则金逆于上而寸大者，上热而非下热也，木陷于下而尺弦者，下热而非上热也。

吐衄下血二

病人面无色，无寒热，脉沉弦者，衄，烦咳者，必吐血，浮弱，手按之绝者，下血。

肝藏血而主色，面无色者，血郁欲脱，而不外华也。无寒热者，病系内伤，无外感表证也。肾脉沉，肝脉弦，脉沉而弦者，水寒不能生木，木郁于水而不升也。肾肝之阴，沉实于下，不能上吸阳气，金逆而不降，故血外溢而上衄。加以烦躁咳嗽，肺胃冲逆，必吐血也。心肺之脉俱浮，浮弱而手按之绝者，金火双败，不能归根，阳气升泄而不降也。心肺之阳，浮虚于上，不能下呼阴气，木陷而不升，故血内溢而下泄。

血之在下，则藏于木，血之在上，则敛于金，而总统于土，《灵枢》：中焦受气取汁，变化而赤，是谓血。其亡于吐衄者，阳明之不降也，脱于便溺者，太阴之不升也。太阴、阳明之不治，中气之败也。

衄血三

师曰：尺脉浮，目睛晕黄，衄未止。晕黄去，目睛慧了，知衄今止。

金性收敛，木性疏泄，衄血之病，木善泄而金不敛也。其原总由于土湿，土湿而阳明不降，则辛金上逆而失其收敛，太阴不升，则乙木下陷而行其疏泄。木生于水，尺脉浮者，木陷于水，郁动而欲升也。肝窍于目，目睛晕黄者，土湿而木郁也。肝主五色，入脾为黄（《难经》语）。木郁而克土，黄为土色，土败故色随木现。晕者，日外云气，围绕如环。白睛，肺气所结，手太阴从湿土化气，湿气上淫，溢于辛金之位，故白睛黄气，如日外之环晕，遮蔽阳光，黯淡不清。湿气埋郁，肺金失其降敛之性，是以病衄。晕黄既去，云雾消而天光现，故目睛慧了。此其湿邪已退，木达风清，金敛政肃，是以衄止也。

衄血四

又曰：从春至夏衄者，太阳。从秋至冬衄者，阳明。

衄者，阳经之病，《灵枢·百病始生》：卒然多食饮，则肠满，起居不节，用力过度，则络脉伤，阳络伤则血外溢，血外溢则衄血，阴络伤则血内溢，血内溢则后血。阳络者，阳经之络，即太阳、阳明之络也。少阳半表半里，阴阳相平，故无衄证（伤寒衄证，独在阳明、太阳二经）。《素问·阴阳离合论》：太阳为开，阳明为阖，开主表中之表，故春夏之衄，属之太阳，阖主表中之里，故秋冬之衄，属之阳明。

衄血五

衄家，不可发汗，汗出必额上陷，脉紧急，直视不能眴，不得眠。

此段在《伤寒·不可汗》中（汗下忌宜篇）。衄家营血上流，阳气升泄，汗之阳亡，必额上塌陷，经脉紧急，目睛直视，不能眴转，不得眠睡。

血，所以灌经脉而滋筋膜，《素问·五脏生成论》：诸脉者，皆属于目，肝受血而能视，血随汗亡，筋脉枯燥，故脉紧直视，不能运转。阳气潜藏则善寐，阳根泄露而不藏，故不得眠。

精血，阴也，而内含阳气，失精亡血之病，人知精血之失亡，而不知其所以泄者，阴中之阳气也。是以失精亡血之家，脾肾寒湿，饮食不化者，阴中之阳气败也。

气，所以熏肤而充身，额上塌陷者，阳分之气脱也。

吐衄六

亡血家，不可发其表，汗出即寒栗而振。

此段见《伤寒·不可汗》中。汗酿于血而酝于气，亡血家血亡气泄，汗之再泄其气，阳亡火败，故寒栗而振摇，《经》所谓夺血者勿汗也。

气，阳也，而其凉肃而降敛者，精血滋生之本也。血，阴也，而其温暖而升发者，神气化育之原也。故气降则水生，血升则火化。水盛则寒，而寒胎于肺气之凉，火旺则热，而热胎于肝血之温，亡血之家，名为亡阴而实则亡阳，以亡其血中之温气也。再发其表，血愈泄而阳愈亡，是以寒栗而振也。

吐血七

夫吐血，咳逆上气，其脉数而有热，不得卧者，死。

吐血，咳逆上气，肺金之逆也。其脉数而身热，躁烦而不卧，则土败阳亡，拔根而外泄，无复归宿之望，是以死也。

吐血之死，死于中气困败，阳泄而根断也。后世庸工，以为阴虚火旺，而用清润，其书连屋而充栋，其人比肩而接踵，遂使千古失血之家，尽死其手，此是几许痛苦（《隋书》语）不可说也。

吐血八

夫酒客咳者，必致吐血，此因极饮过度所致也。

酒之为性，善生上热而动下湿，酒客咳者，湿盛胃逆，而肺气不降。咳而不已，收令失政，必致吐血。此因极饮过度，湿滋土败，肺胃冲逆所致也。

人知酒为湿热之媒，不知酒后烦渴，饮冷食凉，久而脾阳伤败，必病湿寒。庸工以为积热伤阴，最误天下也。

瘀血九

病人胸满，唇痿，舌青，口燥，但欲漱水，不欲咽，无寒热，脉微大来迟，腹不满，其人言我满，为有瘀血。

胸满者，胃逆而浊阴不降也。脾窍于口，其华在唇（《素问》语）。唇痿者，脾陷而下唇不举也。心窍于舌，青为肝色，舌青者，木枯而火败也。口燥者，肺津不升也。但欲漱水，不欲咽者，口燥而腹湿也。无寒热者，非表证也。脉微大而来迟者，里阳不居而表阳亦复不盛也。腹不满，其人言我满者，阴凝而气滞也。此为内有瘀血。

盖血以阴质而含阳气，温则流行，寒则凝结。血之瘀而不行者，脏阴盛而腑阳衰，阳衰阴盛，湿旺土郁，故胃逆而胸满，脾陷而唇痿。肝主五色而司营血，血行于脉而脉主于心，血瘀而木郁于脉，故色见而青发于舌。厥阴以风木之气，血瘀则木遏而风动，风动而耗肺津，是以口燥而漱水。阴旺土湿，是以漱水而不咽。脏腑堙郁，中气莫运，按之虚空，而自觉壅塞，是不满而言满也。

瘀血十

病者如有热状，烦满，口干燥而渴，其脉反无热，此为阴伏，是瘀血也，当下之。

如有热状者，无热而似热也。烦满者，丁火不降则心烦，辛金不降则胸满也。口干燥渴，即上章之口燥而欲漱水也。其脉反无热者，内原无火，故脉不洪数也。此为阴气伏留，营血瘀涩，阻格阳气，逆而不降，故见以上诸证。是瘀血也，法当下之（下瘀血汤，见妇人产后）。

血之吐、衄、溲、便，必因先瘀而不行。血已郁矣，而不亡于吐衄，则血瘀于上，不亡于溲便，则血瘀于下。瘀而不去，较之外亡者更重，不得不下也。

凡惊悸、吐衄、瘀血，往往相兼而见。虚劳之家，必有惊悸、吐衄之条。惊悸皆同，而吐衄或不尽然，不知吐衄不见，则瘀血内凝矣。始若抱卵，终如怀子，环脐结硬，岁月增添，此病一成，未有长生者也。男子犹少，妇人最多。初瘀失下，后治颇难也。

吐衄十一

心气不足,吐血,衄血,大黄黄连泻心汤主之。

肺金不降,相火失敛,郁生上热,而病吐衄。热伤心气,故心气不足。大黄黄连泻心汤,泻心火以救心气,火泻而气复,则泻亦成补。亡血皆虚寒病,此用三黄者,经所谓急则治其标也。

大黄黄连泻心汤四十一

《伤寒》大黄黄连泻心汤,无黄芩。

大黄二两　黄连一两　黄芩一两

上三味,以水三升,煮取一升,顿服之。亦主霍乱。

吐血十二

吐血不止者,柏叶汤主之。

吐血不止者,中寒胃逆,而肺金失敛也。柏叶汤,干姜温中而降逆,柏、艾、马通,敛肺而止血也。

柏叶汤四十二

柏叶三两　干姜三两　艾三把

上三味,以水五升,取马通汁一升,合煮取一升,分温再服(马通即马屎也)。

下血十三

下血,先血后便,此近血也,赤小豆当归散主之(方在狐惑)。

下血,先血而后便者,此近血,在大便之下者也。脾土湿陷,肝气抑遏,木郁风动,疏泄失藏,则便近血。赤小豆当归散,小豆利水而燥湿土,当归养血而润风木也。

下血十四

下血,先便后血,此远血也,黄土汤主之。

　　下血，先便而后血者，此远血，在大便之上者也。便血之证，总缘土湿木遏，风动而疏泄也。其木气沉陷而风泄于魄门，则便近血，其木气郁升而风泄于肠胃，则便远血。黄土汤，黄土、术、甘，补中燥湿而止血，胶、地、黄芩，滋木清风而泻热，附子暖水土以荣肝木也。

　　下血之家，风木郁遏，未尝不生燥热，仲景所以用胶、地、黄芩。而风木郁遏，而生燥热，全由水土之湿寒，仲景所以用术、甘、附子。盖水土温暖，乙木荣畅，万无风动血亡之理。风淫不作，何至以和煦之气，改而为燥热哉！燥热者，水寒土湿，生气不遂，乙木郁怒而风动也。

　　后世医书，以为肠风，专用凉血驱风之药。其命名立法，荒陋不通，至于脾肾湿寒之故，则丝毫不知，而一味凉泻。何其不安于下愚，而敢于妄作耶！

黄土汤四十三

　　灶中黄土半斤　甘草三两　白术三两　附子三两，炮　阿胶三两　地黄三两　黄芩三两

　　上七味，以水八升，煮取三升，分温三服。亦主吐衄。

金匮悬解卷九

内伤杂病

〉〉 奔豚 四章

奔豚之证，水寒土湿，而风木郁发者也。木生于水而长于土，水寒则不生，土湿则不长，生长不遂，则木郁而风动。动而不已，则土崩堤坏而木邪奔腾，直冲于胸膈，心腹剧痛，鼻口火发，危困欲死，不可名状。病势之恶，未有若此之甚者也。而气机将作，则悸动先生，悸动者，风木之振摇也。盖惊悸、奔豚，俱缘亡阳，惊悸即奔豚之前矛，奔豚即惊悸之后劲，同声一气之邪，非有二也。其中吐衄之条，往往相兼而见，不吐衄而瘀腐，即为吐脓之证耳。

大凡虚劳内伤之家，必有惊悸、奔豚之病。奔豚或有时作止，而惊悸则无刻不然，其时常惊悸而奔豚不作者，己土未败，而风木不能遽发也。然悸动未息，则奔豚虽不发作，而发作之根，未尝不在。当其少腹硬块，岁月增长，即不必发作，而祸根已伏，不可不察也。

奔豚一

师曰：奔豚病，从少腹起，上冲咽喉，发作欲死，复还止，皆从惊恐得之。

《难经》：肾之积，名曰奔豚，发于少腹，上至心下，若豚状，或上或下无时。《伤寒·霍乱》理中丸加减：若脐上筑者，肾气动也（《伤寒》：脐下悸者，必发奔豚）。其实根原于肾而病发于肝，非纯为肾家之邪也。

病从少腹而起，上于胸膈而冲于咽喉，喘呼闭塞，七窍火生。木气奔腾，势如惊豚，若胁，若腹，若心，若头，诸处皆痛，发作欲死，凶恶非常。及其气衰而还，诸证乃止。其原皆从惊恐得之。

盖五脏之志，肾主恐而肝主惊，惊则气乱，恐则气下。惊恐之时，肝肾之气，乱其生发之常，而为沦落之势。生气殒堕，陷于重渊，日月积累，渐成硬块。《难经》以为肾积，究竟是木陷于水，而成积聚也。其结于少腹，坚硬不移者，奔豚之本，其冲于咽喉，奔突不安者，奔豚之标。其标不无燥热，而其本则全是湿寒。以少阳甲木下行，而温癸水，水暖木荣，则胆壮而不生惊恐，甲木拔根，相火升泄，胆肝皆寒，则惊恐作焉。人之仓卒惊恐，而振栗战摇者，水澌而胆寒也。

奔豚二

奔豚，气上冲胸，腹痛，往来寒热，奔豚汤主之。

奔豚之发，木胜而土败也。木邪奔发，气上冲胸，脾土被贼，是以腹痛。肝胆同气，木气上冲，胆木不得下行，经气郁迫，故往来寒热。以少阳之经，居半表半里之间，表阳里阴，迭为胜负，则见寒热之往来。厥阴，风木之气，风动血耗，木郁热发。奔豚汤，甘草补土而缓中，生姜、半夏，降胸膈之冲逆，黄芩、生葛，清胆胃之郁热，芎、归、芍药，疏木而润风燥，李根白皮清肝而下奔气也。

奔豚汤四十四

甘草二两　半夏四两　生姜四两　芍药二两　当归二两　芎藭二两　黄芩二两　生葛五两　李根白皮一升

上九味，以水二斗，煮取五升，温服一升，日三夜一服。

奔豚三

发汗后，烧针令其汗，针处被寒，核起而赤者，必发奔豚，气从少腹上冲心，灸其核上各一壮，与桂枝加桂汤主之。

此段见《伤寒·太阳》。伤寒，烧针发汗，汗后阳虚脾陷，木气不舒，一被外寒，闭其针孔，风木郁动，必发奔豚。若气从少腹上冲心胸，便是奔豚发矣。宜灸其核上各一壮，以散外寒，即以桂枝加桂汤，疏风木而降奔冲也。

桂枝加桂汤四十五

方见《伤寒·太阳》

桂枝五两　芍药三两　甘草二两，炙　大枣十二枚　生姜三两

上五味，以水七升，微火煮取三升，去滓，温服一升。

奔豚四

发汗后，脐下悸者，欲作奔豚，茯苓桂枝甘草大枣汤主之。

汗亡血中温气，木郁风动，摇荡不宁，则生振悸，轻则枝叶振惕而悸在心下，重则根本撼摇而悸在脐间。若脐下悸生，则奔豚欲作矣。苓桂甘枣汤，茯苓、桂枝，泻癸水而疏乙木，甘草、大枣，补脾精而滋肝血也。

茯苓桂枝甘草大枣汤四十六

方见《伤寒·太阳》

茯苓半斤　桂枝四两　甘草二两　大枣十五枚

上四味，以甘澜水一斗，先煮茯苓，减二升，内诸药，煮取三升，去滓，温服一升，日三服。作甘澜水法：取水二斗，置大盆内，以勺扬之，水上有珠子五六千颗相逐，遂取用之。

金匮悬解卷十

内伤杂病

》 水气 三十二章

水气之病，阳衰土湿，气郁而水泛者也。或内停于脏腑，或外溢于经络，内则有气血之分，外则有风湿之辨。风湿之清浊不同，气血之上下异位，上下之界，以腰为准。腰上为阳，是谓气分，腰下为阴，是谓血分。气分之病，发其汗孔，血分之病，利其水道，而上下疏通，总以保中为主，中气轮转，血温而升则汗出，气清而降则便通。

盖水病不离气，气病不离水，气水一物，以上下而异名耳。中焦气水之交，所以降气化水，升水化气之原也，未有中气不败而气水独病于上下者。治水气之病，而败中气，则人亡矣。

后世庸工，加减八味之法，轻者偶服可愈，重病而久服之，以湿土而得地黄，未有不死者。俗子见其偶效，以为良方，误人甚多。八味之方，制于仲景，使其可以治水，仲景何以不用，而待下士加减乎！

水气一

师曰：病有风水，有皮水，有正水，有石水，有黄汗。

风水者，水之闭于风邪。皮水者，水之溢于皮肤。正水者，水之正病于肺肾。石水者，水之凝结于肾脏。黄汗者，水之内入于汗孔者也。

76

水气二

风水其脉自浮，外证骨节疼痛，恶风。皮水其脉亦浮，外证胕肿，按之没指，不恶风，其腹如鼓，不渴，当发其汗。正水其脉沉迟，外证自喘。石水其脉自沉，外证腹满不喘。黄汗其脉沉迟，身发热，胸满，四肢头面肿，久不愈，必致痈脓。

风水者，风郁其水也。《素问·水热穴论》：勇而劳甚则肾汗出，肾汗出逢于风，内不得入于脏腑，外不得越于皮肤，客于玄府，行于皮里，传为胕肿，本之于肾，名曰风水。所谓玄府者，汗孔也。风袭皮毛，故其脉自浮。湿流关节，故骨节疼痛。病因风得，是以恶风。

皮水者，水之溢于皮肤，外与风水同处，其脉亦浮。水气泛溢，营卫郁阻，故皮肉胕肿，按之没指。不因风得，故不恶风，水胀于腹，是以如鼓。水旺土湿，是以不渴。风水、皮水，皆外在皮里，法当发汗。

正水者，水之正病于肺肾。少阴水旺，故其脉沉迟。水上连肺，气道壅遏，故外证自喘。水热穴论：肺者，太阴也，少阴者，冬脉也，其本在肾，其末在肺，皆积水也，故水病下为胕肿大腹，上为喘呼不得卧者，标本俱病。此水之自下而泛溢于上者。

石水者，水之凝结于肾，如石之坚。肾气实则胀，故外证腹满。上不至肺，是以不喘。

黄汗者，汗出而浴，水入汗孔，浸于经络。水旺阴盛，故其脉沉迟。水遏阳气，不得外达，故身发热。土湿胃逆，肺气不降，是以胸满。浊气上壅，故头面肿。土败不能行气于四肢，故四肢肿。久而不愈，湿郁为热，肌肉腐烂，必致痈脓也。

水气三

寸口脉沉滑者，中有水气，面目肿大，有热，名曰风水。视人之目窠上微肿，如蚕新卧起状，其颈脉动，时时咳，按其手足上陷而不起者，风水。

寸口脉沉者，肾阴之盛，滑者，风客皮毛，水气内郁而动荡也，是谓中有水气。面目肿大，身上有热，名曰风水。视人之目窠上微微臃肿，如蚕之新卧起状，其颈脉振动，时时咳嗽，按其手足上陷而不起者，是风水也（视人之目窠上至末，《灵枢·论疾诊尺篇》文。水胀篇、《素问·平人气象论》皆有此段，而语稍不同）。《素问·评热病论》：诸有水气者，微肿先见于目下也。水者阴也，目下亦阴也，腹者至阴之所居，故水在腹者，必使目下肿也。其气上逆，故口苦舌干，卧不得正偃，正偃则咳出清水也（此论风水，岐伯曰：病名为风水）。颈脉者，足阳明之人迎，动于结喉之旁。颈脉动，时时咳者，胃气之上逆。按其手足，陷而不起者，肿之坚厚也。

水气四

太阳病，脉浮而紧，法当骨节疼痛，反不疼，身体反重而痠，其人不渴，汗出即愈，此为风水。恶寒者，此为极虚发汗得之。渴而不恶寒者，此为皮水。身肿而冷，状如周痹，胸中窒，不能食，反聚痛，暮躁不得眠，此为黄汗。痛在骨节，咳而喘，不渴者，此为脾胀，其状如肿，发汗则愈。然诸病此者，渴而下利，小便数者，皆不可发汗。

太阳病，脉浮而紧，是伤寒之脉，法当骨节疼痛，今反不疼，身体反重着而痠，其人不渴，是非伤寒，乃水气在内，发汗则愈，此为风水也。其恶寒者，此为阳气极虚，而又发汗亡阳而得之。其渴而不恶寒者，卫阳未泄，此为皮水。若身体胕肿寒冷，状如周痹，随经脉上下而痛作，胸中窒塞，不能下食，气反聚痛于膈上，暮躁不得眠睡，此为黄汗。若痛在骨节，咳而发喘，口不渴者，此为脾胀。以湿土壅阻，肺气郁碍，故咳喘俱作。其状亦如胕肿，乃内胀而非外肿也。以上诸证，皆发汗以泄其水气则愈。然诸病此者，设若渴而下利，小便数者，津液内耗，不可发汗也。

水气五

脉浮而洪，浮则为风，洪则为气，风气相搏，风强则为瘾疹，身体为痒，痒者为泄风，久为痂癞，气强则为水，难以俯仰。风气相系，身体洪肿，汗出乃愈。恶风则虚，此为风水。不恶风者，小便通利，上焦有寒，其口多涎，此为黄汗。

脉浮而洪，浮则为风邪之外袭，洪则为卫气之内郁。风性疏泄，气性敛闭，外风与内气相持，风泄于外，气闭于内，营郁热作，透出汗孔，而见红斑，是谓痧疹。气之为性，愈泄则愈敛，若风强而外泄，气强而内闭，则红斑不出。其风强而气不能全闭，红斑半出，出而不透，隐见于皮肤之内，是为瘾疹。气不透出，则郁而为痒，痒者名为泄风。泄风者，风之半泄而未透也，《素问·风论》：外在腠理，则为泄风是也。泄风不愈，营血之郁热莫宣，久而肌肉腐溃，则为痂癞（义详风论）。《素问》名为癞风，亦曰脉风，脉要精微论谓脉风成为癞是也（《金匮》此段见《伤寒·脉法》）。盖肺窍于鼻，司卫气而主皮毛，卫气郁，故皮肿毛落而鼻坏，法当泻卫气之闭遏，清营血之郁热，则疮癞平矣。若气强而风不能半泄，则气闭而为水。以气为水母，气行则水行，气郁则水郁也。气水鼓胀，故难以俯仰。风气抟结，两相维系，营卫郁阻，气水不行，故身体洪肿。汗出而水气外泄，肿乃愈也。恶风者，是其表气之虚，得风则卫气愈闭而病加，是以恶之，此为风水。不恶风者，小便通利，上焦有寒，肺气不降，其口多涎，此为黄汗。黄汗者，上湿木郁，而生下热，下原无热，惟有寒也。

水气六

跌阳脉当伏，今反紧，本自有寒，疝瘕，腹中痛，医反下之，即胸满短气。跌阳脉当伏，今反数，本自有热，消谷，小便数，今反不利，此欲作水。

跌阳脉当伏，今反紧，紧则为寒，本自当有寒，疝瘕，腹中疼痛，医不用温，而反下之，土败胃逆，即胸满而短气也。跌阳脉当伏，今反数，数则为热，本自当有内热，消谷，小便数，今反小便不利，此欲作水也。盖素有伏气者，跌阳脉亦当有伏留之象，而伏气有寒热之不同。寒伏则脉紧，此当有寒，疝瘕，腹中痛，医反下之，即胸满而短气。热伏则脉数，此当有积热，消水谷而便数。今反不利，此水谷不消，内原无热，欲作水也。

水气七

寸口脉浮而迟，浮脉则热，迟脉则潜，热潜相抟，名曰沉。跌阳脉浮而数，浮脉即热，数脉即止，热止相抟，名曰伏。沉伏相抟，名曰水。沉则络脉虚，伏则小便难，虚难相抟，水走皮肤，即为水矣。

寸口脉浮而迟，浮脉即为阳盛而上热，迟脉即为阴盛而下潜，上热与下潜相抟，是阴气不升，其名曰沉。跌阳脉浮而数，浮脉即为阴虚而上热，数脉即为阳盛而上止，上热与上止相抟，是阳气不降，其名曰伏。阴之下沉与阳之上伏相抟，则阴中无阳而水不化气，其名曰水。阴升于上，是谓清阳，水升而化阳气，故络脉充满，阴沉而不升，则络脉虚。阳降于下，是谓浊阴，气降而化阴水，故小便通利，阳伏而不降，则小便难。络脉之虚与小便之难相抟，则水不渗于膀胱而逆走于皮肤，即为水矣（抟者，合也）。

水病原于下寒，今阳气伏止于上而不下交，阴气沉潜于下而不上交，则水不能化气而水道瘀塞，络脉空虚。积水无下泄之路，盛满莫容，则避实而走虚，游溢于经络而浸淫于皮肤，必然之势也。

水气八

寸口脉弦而紧，弦则卫气不行，即恶寒，水不沾流，走于肠间。

弦为肝脉，紧为肾脉，寸口脉弦而紧。肾肝阴盛，营阴束其卫阳，卫气不行，即见恶寒。阳气败没，阴水泛滥，停瘀而不沾流，故走于肠间，沥沥有声也。

水气九

少阴脉沉而紧，紧则为痛，沉则为水，小便即难。

少阴脉沉而紧，阴旺而水寒也。紧则寒气凝涩而为痛，沉则阴气结渐而为水，水寒木郁，膀胱不泄，小便即难也。

水气十

脉得诸沉，当责有水，身体肿重。水病脉出者，死。

脉得诸沉，阴旺水寒，不能化气，当责有水。水溢皮肤，身体肿重，是其证也。水病脉沉，若脉出者，阳根下断，升浮无归，法当死也。

水气十一

夫水病人，目下有卧蚕，面目鲜泽，脉伏，其人消渴，病水。腹大，小便不利，其脉沉绝者，有水，可下之。

目下，阳中之阴位，水气上溢，阴位先凝，故目下壅肿如卧蚕也。水气浸润，故面目鲜泽，所谓色鲜明者，有留饮也（首卷脏腑经络语）。脉伏者，伏留而不动也。消渴者，水泛而火逆，木郁而风动也。如此，法当病水。若腹大而小便不利，其脉沉绝者，此为有水，可下之也。

水气十二

问曰：病下利后，渴而饮水，小便不利，腹满因肿者，何也？答曰：此法当病水。若小便自利及汗出者，当自愈。

病下利后，阳亡土湿，木郁风动，渴而饮水，小便不利，腹满因致胕肿者，此法当病水。若内而小便自利，及外而汗出者，自当平愈，是以水病有发汗利水之法也。

水气十三

心水者，其身重而少气，不得卧，烦而躁，其人阴肿。

心水者，水灭火也。阴盛阳虚，故身重而少气。阳不根阴，故烦躁不得卧寐。火种下绝，肝肾寒凝，故阴器肿大也。

水气十四

肝水者，其腹大，不能自转侧，胁下腹痛，时时津液微生，小便续通。

肝水者，水乘木也。木郁贼土，是以腹大。肝脉自少腹而循胁肋，行身之侧，脾胀肝郁，经脉迫急，故不能转侧而胁腹时痛也。风木疏泄，故时时津液微生于上，小便续通于下也。

水气十五

肺水者，其身肿，小便难，时时鸭溏。

肺水者，水乘金也。肺主气，卫气不行，故其身肿。气生水，肺气不化，故小便难。肺为太阴，化气于湿土，下与大肠相表里，大肠燥金，亦从湿化，收敛失政，故时时鸭溏。

水气十六

脾水者，其腹大，四肢苦重，津液不生，但苦少气，小便难。

脾水者，水侮土也。脾为太阴湿土，水盛土湿，乙木不达，郁怒而贼脾土，脾气胀满，是以腹大。脾主四肢，湿流关节，故四肢苦重。木郁风动，肺津伤耗，故津液不生。脾土被贼，困乏衰倦，故苦少气。土湿木郁，不能泄水，故小便难。

水气十七

肾水者，其腹大，脐肿，腰痛，不得溺，阴下湿，如牛鼻上汗，其足逆冷，面反瘦。

肾水者，水自伤也。水盛而侮土，土湿木郁，是以腹大，脐居上下之交，中气所在，寒水侮土，中气崩溃，是以脐肿。脐肿腹大，总缘土败，所谓肾气实则胀也。腰者，肾之府也，水旺木郁，陷于肾部，盘塞不舒，是以腰痛。乙木不能疏泄，故不得溺。肾开窍于二阴，前阴者，宗筋之聚，肝之所司也，水寒土湿，肝木郁陷，湿气外蒸，故阴下湿，如牛鼻上汗。肾脉自足走胸，寒水下旺，经脉不升，故其足逆冷。阳明行身之前，循面下项，阳明从燥金化气，是为燥土，水侮土败，太阴湿土之部，无不胕肿，而燥被湿夺，亦当肿及阳明之分，但阳明为三阳之长，首面又六阳之会，以燥土而居阳盛之地，是以面部不肿。阳明太阴，同主肌肉，水胜土负，肌肉消减，故面部不肿，反见其瘦也。

《素问·阴阳别论》：三阴结，谓之水。三阴者，太阴也，手太阴肺不能行水，足太阴脾不能制水，阴气凝结，是以水泛。究竟化水者脾肺，司水者肾也，然则太阴者，水病之标，少阴者，水病之本。手之少阴，是为丁火，足之少阴，是谓癸水，丁火不根于癸水之中，此少阴水病所由作也，水盛则灭火而侮土，水渐土败，堤防崩毁，水病既成，不可医矣。

治法：补火燥土，以制癸水。而横流倒注，实因水窍不开，则条达厥阴，以通疏泄之路，不易之诀也（厥阴风木，性主疏泄，汗溺皆司。汗孔、尿孔、水之去路也）。

水气十八

问曰：病者苦水，面目身体四肢皆肿，小便不利，脉之，不言水，反言胸中痛，气上冲咽，状如炙肉，当微咳喘，审如师言，其脉何类？师曰：寸口脉沉而紧，沉为水，紧为寒，沉紧相抟，结在关元。始时尚微，年盛不觉。阳衰之后，营卫相干，阳损阴盛，结寒微动，肾气上冲，咽喉塞噎，胁下急痛。医以为留饮，而大下之，气系不去，其病不除。复更吐之，胃家虚烦，咽燥欲饮水，小便不利，水谷不化，面目手足浮肿。又与葶苈丸下水，当时如小瘥，食饮过度，肿复如前，胸胁苦痛，象若奔豚。其水扬溢，则咳喘逆。当先攻击冲气，令止，乃治咳，咳止，其喘自差。先治新病，病当在后。

病者苦水，面目身体四肢皆肿，小便不利，是水也。乃脉之，不言水，反言胸中痛，气上冲咽喉，状如炙肉，当微作咳喘，缘其寸口脉沉而紧。沉为水盛，紧为寒凝，沉紧相抟，水寒结在任脉之关元。始时病气尚微，年方盛壮，不知觉也。及乎年迈阳衰之后，营卫俱虚，两相干碍，是时阳损阴盛，关元之结寒，微微动作，肾中阴气，随而上冲，是以咽喉塞噎，状如炙肉。水寒木郁，故胁下急痛。医不知是结寒，以为留饮，而大下之，寒气维系而不去，其病不能除也。复重吐之，以伤胃气，胃逆而生虚烦。咽燥而欲饮水。其小便不利，前无渗泄之路，而水谷陈宿，不能腐化，水溢经络，是以面目手足浮肿。医又与葶苈丸下水，积水初下，当时如小瘥，遇食饮过度，伤其脾胃，水气泛滥，肿复如前。风木郁冲，胸胁苦痛，象若奔豚升突。其水邪上腾，扬溢胸膈，壅其肺气，故咳嗽喘逆俱作。治法当先攻击冲气，令止，乃后治咳，咳止，其喘自瘥。先治其冲气之新病，咳喘之病，当在后也（肾肝冲气，因于下有结寒，当以温暖肾肝之药，下其冲气）。

水气十九

师曰：寸口脉沉而迟，沉则为水，迟则为寒，寒水相抟，跌阳脉伏，水谷不化，脾气衰则鹜溏，胃气衰则身肿。少阳脉卑，少阴脉细，男子则小便不利，妇人则经水不通。经为血，血不利则为水，名曰血分。

寸口脉沉而迟，沉则阴盛而为水，迟则阳虚而为寒，寒水相抟，阴盛阳奔，故跌阳脉伏，水谷不化。太阴主内，脾气衰则湿旺而鹜溏，阳明主外，胃气衰则阳败而身肿。于是少阳之脉卑，相火虚而形于左关，少阴之脉细，寒水旺而现于尺中。寒气下凝，男子得此，则小便不利，妇人得此，则经水不通。经水为血，血原于肾而藏于肝，水暖木荣，则血流而水利，水寒木郁，则血瘀而水凝。缘血中温气，实胎君火，火败血瘀，水病必作，故经脉不利则为水。寸口主血，此以血分之寒而病水，根起于下焦者也。

水气二十

师曰：寸口脉迟而涩，迟则为寒，涩为血不足。跌阳脉微而迟，微则为气，迟则为寒。寒气不足，则手足逆冷，手足逆冷，则营卫不利，营卫不利，则腹满胁鸣相逐，气转膀胱。营卫俱劳，阳气不通即身冷，阴气不通即骨疼。阳前通则恶寒，阴前通则痹不仁。阴阳相得，其气乃行，大气一转，其气乃散，实则失气，虚则遗溺，名曰气分。

寸口脉迟而涩，迟则为阴盛而寒，涩则为血之不足。跌阳脉微而迟，微则为气之不足，迟则为阳虚而寒。寒旺而气血不足，则手足厥逆而寒冷。手足逆冷，则营卫凝涩而不利。营卫不利，经络壅塞，则脏腑郁遏而腹满。肝司营血而行于左胁，肺司卫气而行于右胁，中气胀满，碍左升右降之路，则两胁滞气，雷鸣相逐，下转于膀胱。营卫之气，不得顺行，逼而下转，俱致劳伤而郁结不行，堵塞膀胱注泄之路，此水病之所以作也。卫郁而阳气不通，即内陷而身冷，营郁而阴气不通，即外束而骨痛。阳欲前通而未能遽通，则寒栗而不舒，阴欲前通而未能遽通，则麻痹而不仁。必阴阳和调而相得，其气乃行（阴不乘阳，则卫气外行，阳不乘阴，则营气内行，是谓相得）。行则大气一转，膀胱之滞气乃散。散则滞气泄于二阴之窍，实则失气于后阴，虚则遗溺于前阴，滞气泄则水道通矣。跌阳主气，此因气分之寒而病水，根原于上焦者也。

二章总承以上诸水证，虽有表里之辨，脏腑之别，名目非一，证状不同，其究不过血分气分二者而已。气分之病，心肺之阳虚，血分之病，肾肝之阴盛也。血分病水，因于肾寒，血以水为母而火为子，水阴而火阳，往往下寒而上热。若气分病水，则火灭而阳亡，上下俱寒也。

水气二十一

师曰：诸有水者，腰以下肿，当利小便，腰以上肿，当发汗乃愈。

诸有水者，腰以下肿，是气鼓也，气鼓因于土湿而气陷，腰以上肿，是水胀也，水胀因于土虚而水逆。盖气中之水降，则水不上逆，水中之气升，则气不下陷。水位于下，气所化也，气清则化水，循经而降，至腰以下而水成矣，气位于上，水所生也，水温则化气，循脏而升，至腰以上而气成矣。气之在上，清者归于心肺而化神气，浊者外发而为汗，水之在下，精者入于肾肝而化精血，粗者外渗而为溺。其所以上下升降，化生气水者，中气之旺也。中焦气水之交，气水未分，非水非气，其象如沤。中气衰败，升降失职，气陷于下，膀胱闭癃，水窍不开，则腰以下肿，故当利水，水逆于上，玄府致密，汗孔不泄，则腰以上肿，故当发汗。腰以下肿，所谓血分也，腰以上肿，所谓气分也。水病非一，随处异名，约而言之，气分、血分尽之矣。

水气二十二

风水，脉浮身重，汗出恶风者，防己黄芪汤主之（方在湿病）。腹痛者，加芍药。

此段见湿病。风水，脉浮身重，汗出恶风者，汗出当风，窍闭汗回，浸淫经络，是谓风水。风性发扬，是以脉浮，水性沉着，是以身重，风性疏泄，是以汗出，病因风得，是以恶风。防己黄芪汤，术、甘燥土而补中，黄芪益卫而发表，防己利水而泻湿也。土湿木郁，肝气贼脾，则病腹痛，芍药泻木而清风也。

水气二十三

风水恶风，一身悉肿，脉浮不渴，续自汗出，无大热，越婢汤主之。

风水恶风，一身悉肿者，水胀于经络也。续自汗出，无大热者，表郁热作，热蒸于内，风泄于外，是以汗出。而泄之不透，故外无大热。越婢汤，麻黄、石膏，发表而清热，姜、甘、大枣，补土而和中也。

越婢汤四十七

麻黄六两　石膏半斤　甘草二两　大枣十五枚　生姜三两

上五味，以水七升，先煮麻黄，去上沫，内诸药，煮取三升，分温三服。恶风，加附子一枚。风水，加白术四两。

水气二十四

皮水为病，四肢肿，水气在皮肤中，四肢聂聂动者，防己茯苓汤主之。

阳受气于四肢，皮水为病，阳衰湿旺，故四肢肿。水气在皮肤之中，郁遏风木之气，故四肢聂聂动摇，《左传》：风淫末疾，譬之树在风中，根本未动，而枝叶先摇。防己茯苓汤，甘草补中而培土，黄芪、桂枝，宣营卫之郁，防己、茯苓，泻皮肤之水气也。

防己茯苓汤四十八

防己三两　茯苓六两　黄芪三两　桂枝三两　甘草二两

上五味，以水六升，煮取二升，分温三服。

水气二十五

厥而皮水者，蒲灰散主之（方在消渴）。

水在皮肤，阻遏阳气，不得四达，故四肢厥冷。蒲灰散，蒲灰、滑石，利水而泻湿也。

水气二十六

里水者，一身面目黄肿，其脉沉，小便不利，故令病水。假令小便自利，此亡津液，故令渴，越婢加术汤主之。

里水，水在脏腑之里，即正水、石水及五脏之水也。一身面目黄肿，水旺土湿，木郁为黄，缘木主五色，入土化黄也。阴盛，故脉沉。木气遏陷，莫能疏泄，小便不利，故令病水。假令小便自利，此亡肺家津液，故令作渴。便利口渴，则水不但在里而亦在表，脉必兼浮，不全是沉。宜越婢加术汤，姜、甘、大枣，补土而和中，麻黄、石膏，发表而清热，白术生津而止渴也。

越婢加术汤四十九

麻黄六两　石膏半斤　生姜三两　甘草二两　大枣十二枚　白术四两

上六味，以水六升，先煮麻黄，去上沫，内诸药，煮取三升，分温三服。

水气二十七

里水，越婢加术汤主之，甘草麻黄汤亦主之。

里水，越婢加术汤，主小便自利而渴者，甘草麻黄汤，主小便不利而无渴者，皆用麻黄，使里水化汗而外泄也。

甘草麻黄汤五十

甘草二两　麻黄四两

上二味，以水五升，先煮麻黄，去上沫，内甘草，煮取三升，温服一升，重覆汗出。不汗，再服。慎风寒。

水气二十八

水之为病，其脉沉小，属少阴。浮者为风，无水虚肿者，为气水，发其汗即已。脉沉者，宜麻黄附子汤，脉浮者，宜杏子汤。

水之为病，其脉沉小，属之少阴，肾脉沉小也。浮者为风，风性发扬也。无水虚肿者，名为气水，其实是气，而非水也。凡此诸证，发其汗即已。但脉有浮沉，则药有温清之不同耳。脉沉者，宜麻黄附子汤，温中下而发表，浮者，宜杏子汤，清中上而发表也。

麻黄附子汤五十一

方见《伤寒·少阴》。即麻黄附子甘草汤，而分两不同。

麻黄三两　甘草一两　附子一枚，炮

上三味，以水七升，先煮麻黄，去上沫，内诸药，煮取二升半，温服八合，日三服。

杏子汤五十二

方见《伤寒·太阳》。原方缺载，取《伤寒》麻杏石甘汤补。

杏子五十枚　麻黄四两　石膏半斤，碎，绵裹　甘草二两，炙

上四味，以水七升，先煮麻黄，减二升，去上沫，内诸药，煮取二升，去滓，温服一升。

水气二十九

问曰：黄汗之为病，身体肿，发热汗出而渴，状如风水，汗沾衣，色正黄如柏汁，脉自沉，何从得之？师曰：以汗出入水中浴，水从汗孔入得之，宜黄芪芍药桂酒汤主之。

黄汗为病，身体胕肿，发热汗出而渴，状如风水，汗沾衣上，色正黄如柏汁。此以汗出入水，水从汗孔入里，浸淫经络，阻其营卫，卫郁而为肿，营郁而为热。经热郁蒸，泄而为汗，肌肉滋湿，汗色正黄。缘脾为湿土而主肌肉，土湿木郁，则发黄色，木主五色，入土化黄故也。木郁风动，是以发渴。木气遏陷，是以脉沉。黄芪芍药桂酒汤，黄芪、桂枝，行营卫之郁遏，芍药、苦酒，泻经络之瘀热也。

黄芪芍药桂酒汤五十三

黄芪五两　芍药三两　桂枝三两

上三味，以苦酒一升，水七升，相合，煮取三升，温服一升。当心烦，服至六七日乃解。若心烦不止者，以苦酒阻故也（苦酒，即醋也）。

水气三十

黄汗之病，两胫自冷，假令发热，此属历节。食已汗出，又身常暮盗汗出者，此营气也。若汗出已，反发热者，久久其身必甲错。发热不止者，必生恶疮。若身重，汗出已辄轻者，久久必身瞤，瞤即胸中痛。又从腰以上必汗出，下无汗，腰月宽弛痛，如有物在皮中状，剧者不能食，身疼重，烦躁，小便不利，此为黄汗，桂枝加黄芪汤主之。

黄汗之病，经热内郁，而不外达，故两胫自冷。假令发热，是寒湿格其阳气，外热内寒，此属历节。黄汗外冷内热，食后水谷未消，中气胀满，经热愈郁，皮毛蒸泄，是以汗出。又暮常盗汗出者，此卫气不敛，营气之外泄也。若汗出之后，反更发热者，经热不为汗减，久而营血瘀蒸，不能外华，皮肤肌肤枯涩，必生甲错。发热不止，血肉腐溃，必生恶疮。若身体沉重，汗后辄轻者，湿随汗泄，暂时轻松，久而汗夺血虚，木枯风作，必生瞤动。瞤即风木郁冲，胸中疼痛。风木升泄，故汗出腰半以上。风木郁勃，经络鼓荡，故腰髋弛痛，如有物在皮中。湿遏经络，故身体疼重，烦躁。湿旺木郁，故小便不利。此为黄汗，宜桂枝加黄芪汤，姜、甘、大枣，培土而和中，芍药、桂枝，通经而泻热，黄芪助卫气以达皮毛。辅以热粥，而发微汗，以泻经络之郁热也。

桂枝加黄芪汤五十四

桂枝三两　芍药三两　甘草二两　大枣十二枚　生姜三两　黄芪二两

上六味，以水八升，煮取三升，温服一升，须臾食热稀粥一升余，以助药力，取微汗。若不汗，更服。

水气三十一

气分，心下坚，大如盘，边如旋杯，桂甘姜枣麻附细辛汤主之。

气分，清阳之位，而浊气痞塞，心下坚，大如盘，边如旋杯，此下焦阴邪逆填阳位，必缘土败而水侮也。桂甘姜枣麻附细辛汤，甘草培其土虚，附子温其水寒，麻黄泻其滞气，姜、桂、细辛，降其浊阴也。

桂甘姜枣麻附细辛汤五十五

桂枝三两　生姜三两　甘草二两　大枣十二枚　麻黄二两　附子一枚，炮　细辛二两

上七味，以水七升，先煮麻黄，去上沫，内诸药，煮取二升，分温三服。当汗出，如虫行皮中，即愈。

水气三十二

心下坚，大如盘，边如旋杯，水饮所作，枳术汤主之。

心下坚，大如盘，边如旋杯，此缘水饮所作。以水旺土湿，胃气上逆，壅阻胆经下行之路，因而痞结心下，坚硬不消。枳术汤，枳实泻水而消痞，白术燥土而补中也。

枳术汤五十六

枳实七枚　白术二两

上二味，以水五升，煮取三升，分温三服。腹中软。即当散也。

金匮悬解卷十一

内伤杂病

》 消渴小便不利淋 十三章

消渴、癃淋者，皆厥阴之病也。厥阴风木之气，性主疏泄，泄而不藏，津液失亡，则为消渴，泄而不通，川渎瘀塞，则为癃淋，其标是燥，其本则湿，消渴者，肺胃之燥也，癃淋者，肝脾之湿也。燥胜其湿，则有消而无淋，湿胜其燥，则有淋而无消，燥湿相敌，上下不交，则消见于上，淋见于下，上下之机缄，总在乎厥阴。有合病者，有分病者，其分合之概，则有消渴也，有消渴而小便不利也，有消渴而小便反多也，有小便不利也，有淋也，有淋而消渴也。病机不一，而厥阴为病则一，缘厥阴乙木，位居水火之中，火盛于上，则风木疏泄而病消渴，水盛于下，则风木郁遏而病癃淋，无异故也。

消渴一

厥阴之为病，消渴，气上冲心，心中疼热，饥而不欲食，食则吐蛔，下之利不止。

此段见《伤寒·厥阴》。厥阴之经，以风木而孕君火，肝藏血，心藏液，病而风动火炎，血液耗伤，津亡肺燥，则生消渴。风木不舒，奔腾击撞，故气上冲心，心中疼热。木郁克土，饮食不消，故胃口虽饥而腹不欲食。木郁蛊化，是生蛔虫。食下不消，必复呕出，蛔随呕上，故食则吐蛔。下之脾败肝郁，风木疏泄，故下利不止。

厥阴不病则已，病则必见诸证，外感内伤，无有不然。后世粗工不解，以为伤寒之病，《金匮》此条，系后人误从《伤寒》采入。是于伤寒、杂病，一丝不晓，何敢妄言无忌，一至于此！

消渴二

寸口脉浮而迟，浮即为虚，迟即为劳，虚即卫气不足，劳则营气竭。趺阳脉浮而数，浮即为气，数即消谷而大便坚，气盛则溲数，溲数即坚，坚数相抟，即为消渴。

寸口脉浮而迟，浮即为表气之虚弱，迟即为里气之劳伤，表阳虚弱，即卫气不足，里阴劳伤，则营血枯竭。趺阳脉浮而数，浮即为阳气之盛，数即为消谷而大便坚，阳气盛则溲溺数，溲溺数则大便坚。大便之坚与小便之数相合，津液渗泄，即为消渴。

盖消渴之病，在胃不在脾，《素问·阴阳别论》：二阳结，谓之消。二阳者，阳明也，手阳明以燥金主令，金燥则消水而便坚，足阳明从燥金化气，土燥则消谷而溲数。消渴者，手足阳明之合气，而燥结于肠胃者也。

太阴行气于三阴，脉候于寸口，阳明行气于三阳，脉候于趺阳。太阴主升，阴中之阳，升于脉络，则经气旺，阳明主降，阳中之阳，降于肠胃，则腑气旺。太阴虚而经中之气衰，是以寸口浮迟，卫气不足而营气消竭。此以虚劳伤其营卫，营卫耗弱，乃发热作渴之原，《伤寒》所谓诸弱发热，弱者必渴是也。阳明盛而腑中之气旺，是以趺阳浮数，戊土溲数而庚金大坚。此以燥热炼其津液，津液枯涸，及消谷引饮之根。故消渴之病，太阴衰而阳明盛，经气虚而腑气实，所谓壮火之食气者也。

消渴三

趺阳脉数，胃中有热，即消谷引饮，大便必坚，小便即数。

趺阳脉数，则胃中有热，胃热即善饥善渴，消谷而引饮。谷消水化，中气有余，则谷传于后而大便必坚，水渗于前而小便即数。便坚溲数，土金俱燥，是以消渴也。

淋四

淋之为病，小便如粟状，少腹弦急，痛引脐中。

淋之为病，溺孔艰涩，如粟粒阻梗而不利也。乙木郁陷，故少腹弦急。肝气贼脾，故痛引脐中。土升则木达，水寒土湿，脾气下陷，乙木抑遏，不能上达，郁怒而贼己土，是以少腹弦急而痛引脐中也。

膀胱者，州都之官，津液藏焉，气化则能出。盖化水者，肺金也，泄水者，肝木也，土湿则金逆于上，不能化水，木陷于下，不能泄水，小便所以不利也。木以疏泄为性，土湿木郁，疏泄不行，而强欲泄之，愈泄则愈梗，愈梗则愈泄，是以频数而痛涩。温气遏陷，郁而为热，是以黄赤而闭癃。此与痢家之坠痛一理，痢病于后而淋病于前也。其燥热在肝而湿寒在脾，后世庸工，专以寒泻而治淋痢，杀人多矣。

淋五

淋家，不可发汗，发汗则必便血。

淋家土湿木郁，怒生风燥，汗之再亡血中温气，风木愈郁，疏泄失藏，必便血也。此段见《伤寒·不可汗》中。

消渴六

渴欲饮水，口干舌燥者，白虎加人参汤主之（方见暍病）。

此段见《伤寒·阳明》。渴欲饮水，口干舌燥者，金被火刑，热伤肺气，不能化生津液，泽脏腑而润口舌也。白虎加人参汤，知母、石膏，泻热而清金，参、甘、粳米，益气而培土，土旺金生，气充津化，解渴除烦之圣法也。

消渴七

渴欲饮水不止者，文蛤散主之。

渴欲饮水不止，水盛土湿，火升而刑肺也。文蛤散利水而泻湿，止渴而清烦也。

《伤寒》：意欲饮水，反不渴者，服文蛤散，若不瘥者，与五苓散。文蛤散证，即五苓散证之轻者。上燥下湿，故意欲饮水而反不渴，其渴欲饮水不止，实非真渴也。

文蛤散五十七

方见《伤寒·太阳》

文蛤

上一味，杵为散，以沸汤五合，和服方寸匕。

消渴八

渴欲饮水，水入则吐者，名曰水逆，五苓散主之（方在痰饮）。

此段见《伤寒·太阳》。渴欲饮水，水入则吐者，以有停水在内，两水莫容，是以吐出。五苓散，二苓、泽泻，利水而泻湿，白术、桂枝，燥土而疏木也。

消渴小便不利九

脉浮，小便不利，微热消渴者，宜利小便发汗，五苓散主之（方在痰饮）。

此段见《伤寒·太阳》。脉浮，小便不利，微热消渴者，湿盛于下，火升而不降也。宜利小便以泻下焦之湿，发汗以泻上焦之湿。五苓散上下渗泻，使湿淫尽化汗溺而去，止湿盛发渴之神方也（人参白虎证，是燥盛作渴，文蛤、五苓、猪苓证，是湿盛作渴）。

消渴小便不利十

脉浮发热，渴欲饮水，小便不利，猪苓汤主之。

此段见《伤寒·阳明》。湿盛于下，阳气郁格，故脉浮发热。湿旺木郁，风燥亡津，故渴欲饮水。木郁不能泄水，故小便不利。猪苓汤，二苓、滑、泽，利水而泻湿，阿胶滋木而清风也。

猪苓汤五十八

方见《伤寒·阳明》

猪苓—两　茯苓—两　泽泻—两　滑石—两　阿胶—两

上五味，以水四升，先煮四味，取二升，去滓，内阿胶，烊消尽，温服七合，日三服。

消渴十一

男子消渴，小便反多，以饮一斗，小便一斗，肾气丸主之。

凡消渴之病，率小便不利，缘土湿木遏，郁生风燥，上而津液消耗，则为消渴，下而疏泄不利，则小便不利。男子消渴而小便反多者，乙木善泄而癸水失藏也。

小便之通塞，司于膀胱，而膀胱之开阖，职在三焦，《灵枢·本输》：三焦者，入络膀胱，约下焦，实则闭癃，虚则遗溺。以水性下润而火性上炎，水欲降而火升之，则溲溺不至遗失，故三焦之火，能约小便。夫水性善藏，火性善泄，《素问·灵兰秘典》：膀胱者，州都之官，津液藏焉，气化则能出矣，三焦者，决渎之官，水道出焉（火盛土燥，则肺气降洒而化水，火旺水暖，则肝气升达而水泄。水土温燥，金生木泄，皆三焦之力也）。膀胱主藏，三焦主出，乃火实而水虚，反闭癃而不出，火虚而水实，反遗溺而不藏，此何以故？盖蛰藏者，肾之能也，传输者，膀胱之事也，火藏于肾，则水道清利而不塞（癸水温暖，则乙木荣畅，善于泄水）。火泄于膀胱，则水府热塞而不通。所谓实则闭癃者，三焦之火不藏于肾而泄于膀胱也。夫三焦之火，本藏于肾，今何缘而泄于膀胱？则厥阴之咎也。

以肾主蛰藏，肝主疏泄，水中之火旺，藏于少阴，是谓肾气。肾气温暖，木荣风静，则癸水善藏而木不能泄，肾气渐寒，木郁风作，则乙木善泄而水不能藏。风木疏泄，必由水寒，而寒有微甚之差，则泄有通塞之殊。其肾水微寒而相火未至极衰，则木陷于水而生下热，泄而不通，乃病淋涩。所谓实则闭癃者，木愈泄而水愈藏也。其肾水极寒而相火不存微焰，则木郁于水而无下热，泄而不藏，乃病注倾。所谓虚则遗溺者，水莫藏而木善泄也。

消渴者，厥阴风木之病。厥阴水母而子火，病则风木疏泄，火不根水，下寒而上热。上热则善渴，故饮水一斗，下寒则善溲，故小便一斗，诊要经终论：厥阴终者，中热而善溺是也。而木郁风动之由，全因土湿，土湿之由，全以水寒，水寒者，肾气之败也。肾气丸，附子、桂枝，温肾气而达木，山萸、薯蓣，敛肝气而摄水，茯苓、泽泻，渗己土而泻湿，地黄、丹皮，滋乙木而清风也。

肾气丸五十九

附子一两　桂枝一两　薯蓣四两　山茱萸四两　茯苓三两　泽泻三两　丹皮三两　干地黄八两

上八味，末之，炼蜜和丸，梧子大，酒下十五丸，日再服。

消渴小便不利十二

小便不利者，有水气，其人若渴，栝楼瞿麦丸主之。

小便不利者，内有水气，在下郁其乙木。其人若渴，是寒湿格其君相之火，上烁肺津也。栝楼瞿麦丸，瞿、苓、附子，泻水而温肾寒，薯蓣、栝楼，敛金而清肺燥也。

此与肾气丸证，皆上有燥热，下有湿寒，彼则小便反多，此则小便不利。缘彼无水气，则上燥偏多，此有水气，则下湿偏盛。燥多则风木上达而善泄，湿多则风木下郁而不能泄也。

栝楼瞿麦丸六十

栝楼根二两　薯蓣三两　瞿麦一两　茯苓三两　附子一枚，炮

上五味，末之，炼蜜和丸，梧子大，饮服二丸，日三服。不知，增至七八丸，以小便利，腹中温为知。

小便不利十三

小便不利，蒲灰散主之，滑石白鱼散、茯苓戎盐汤并主之。

小便不利，以土湿木遏，郁而生热。热传己土，而入膀胱，是以小便黄赤。黄者，湿土之下传，赤者，君火之下郁也（君火胎于乙木，故木郁则生下热）。木气遏陷，泄而不通，故水道淋涩。蒲灰散，蒲灰咸寒而通淋涩，滑石淡渗而泻湿热也。滑石白鱼散，滑石渗湿而泻热，白鱼、发灰，利水而开癃也。茯苓戎盐汤，苓、术，燥土而泻湿，戎盐利水而清热也。

蒲灰散六十一

蒲灰半斤　滑石一斤

上二味，杵为散，饮服方寸匕，日三服。

滑石白鱼散六十二

滑石一斤　白鱼一斤　乱髪一斤，烧

上三味，杵为散，饮服方寸匕，日三服。

茯苓戎盐汤六十三

茯苓半斤　白术二两　戎盐弹丸大一枚

上三味，先将茯苓、白术煎成，入戎盐再煎，分温三服（戎盐，即青盐也）。

金匮悬解卷十二

内伤杂病

›› 黄疸二十三章

黄疸者，水旺土湿，外感风邪，湿郁为热，传于膀胱者也。水土合邪，法当利水而燥土，但高低不同，表里攸判。其表在经络，发其汗孔，里在膀胱，利其小便，高在上脘，吐其败浊，低在下脘，下其陈菀。四路清泄，黄疸无余矣。第黄生于土湿，湿原于阳虚，其小便清白，腹满欲利者，是湿寒之黄也。湿热者，黄疸之标证，湿寒者，黄疸之本色也。

湿寒之黄，仲景未尝立法，然痉湿暍中桂、附、术、甘诸方，具在推而扩之，附子、真武、茯苓四逆，亦何非湿寒之法也。读者变通而化裁之，法不可胜用矣。慎勿株守栀子大黄一法，以概寒热无定之黄疸也。

黄疸一

寸口脉浮而缓，浮则为风，缓则为痹，痹非中风，四肢苦烦，脾色必黄，瘀热以行。

寸口以候三阴，寸口脉浮而缓，浮则为表中于风，缓则为肌肤之痹，是为风痹，非中风也。风痹于表，则四肢苦烦，脾色必黄，瘀热以行。盖脾为湿土，其色为黄，脾气内遏，不得四达，故湿瘀为热，黄色外发。四肢秉气于脾，脾病不得行气于四肢，故四肢烦生。

100

《素问·平人气象论》：溺黄赤，安卧者，黄疸。目黄者，曰黄疸，《灵枢·论疾诊尺》：身痛而色微黄，齿垢黄，爪甲上黄，黄疸也。黄疸者，土湿而木郁，木主五色，入土则化黄。溺者，肝木之疏泄，目者，肝木之开窍，爪甲者，筋之余，肝木之主司，安卧者，脾之倦，肝木之伤克，风木不郁，不成黄疸也。

黄疸二

跌阳脉紧而数，数则为热，热则消谷，紧则为寒，食即为满。尺脉浮为伤肾，跌阳脉紧为伤脾，风寒相抟，食谷即眩，谷气不消，胃中苦浊，浊气下流，小便不通，阴被其寒，热流膀胱，身体尽黄，名曰谷疸。

跌阳脉以候三阳，跌阳脉紧而数，数则为热，内热则消谷，紧则为寒，内寒则不能消谷，食即为满。尺脉之浮，为风伤于肾（上章：寸口脉浮而缓，浮则为风。寸口，关上、尺中三部俱浮，其尺中之浮，乃风伤于肾）。跌阳脉紧，为寒伤于脾（紧为肾脉，风邪外束，郁其肾家之寒，寒水侮土，则脾气受伤，脾伤于寒，故跌阳脉紧也）。外风与内寒相抟，脾伤不能磨化，故食谷则头晕而目眩（水谷不化，中气胀满，甲木不降，是以目眩）。谷气陈宿不消，胃中败浊，化生瘀热（跌阳脉紧而数，数则为热，热在胃也，紧则为寒，寒在脾也）。浊气下流，出于溲溺，则瘀热泄矣。而水道阻梗，小便不通，又无外泄之路，其太阴少阴，俱被寒伤，瘀热不能内入于脏，因而外入于腑，流于膀胱，膀胱之瘀热，蒸于周身，身体尽黄，名曰谷疸（胃热入于膀胱，水土合邪，湿热瘀蒸，则病黄疸）。谷疸者，胃热脾寒，谷气不消之所致也。

黄疸三

阳明病，脉迟者，食难用饱，饱则发烦头眩，小便必难，此欲作谷疸。虽下之，腹满如故，所以然者，脉迟故也。

此段见《伤寒·阳明》。阳明燥土，太阴湿土，阳旺土燥则脉数，阴旺土湿则脉迟，阳明病脉迟者，太阴盛而阳明虚也。阳衰湿旺，饮食不甘，故难以致饱，饱则脾不能化，中焦郁满，故心烦而头眩。土湿则木郁，不能疏泄，小便必难，湿无泄路，而谷气陈宿，此欲作谷疸。虽下之，而腹满如故，所以然者，以其脉迟而阴盛故也。

黄疸四

心中懊憹而热，不能食，时欲吐，名曰酒疸。

心中懊憹烦热，不能下食，时欲呕吐，名曰酒疸。酒之为性，最动下湿而生上热，醉醒之后，往往烦渴饮冷，伤其脾阳。久而脾阳颓败，下湿愈滋，上热弥盛，遂生懊憹烦热，呕吐不食之证，将来必病酒疸。医知其上焦之湿热而昧其下焦之湿寒，凉泄不已，热未去而寒愈增，土崩阳绝，则人亡矣。

酒家之病，成于饮食之生冷，酒家之命，殒于药饵之寒凉。此千古之冤枉，而人无知者，良可哀也！

黄疸五

夫病酒黄疸，必小便不利，其候心中热，足下热，是其证也。

酒疸阳败土湿，金郁于上，不能化津，木遏于下，不能泄水，必小便不利。胃逆而君火不降，则心中热。脾陷而风木不升，则足下热（木中孕火，其气本温，木陷于水，温郁为热，肝脉起于足大指，肾脉起于足心，故足下热也）。缘其中气颓败，不能升降阴阳故也。

黄疸六

酒疸，心中热，欲吐者，吐之愈。

酒疸，心中烦热，欲作呕吐者，吐之则愈。缘其湿热郁蒸，化生败浊，浊气熏心，故欲作吐。吐其腐败，则恶心呕哕止矣。

黄疸七

酒黄疸者，或无热，靖言了了，腹满欲吐，鼻燥，其脉浮者，先吐之，沉弦者，先下之。

酒疸，或心中无热，靖言了了，烦乱不生，而腹满欲吐，此缘土湿而胃逆也。肺金莫降，津液不生，是以鼻燥，肺窍于鼻也。其脉浮者，浊瘀在心肺之部，当先吐之。脉沉弦者，浊瘀在肝肾之部，当先下之。以腐败郁阻，心肺不降，是以脉浮（心肺之脉浮）。肾肝不升，故脉沉弦（肾脉沉，肝脉弦）。吐下之后，腐物涌泄，则心肺下降而肾肝上升矣。

黄疸八

酒疸下之，久久为黑疸，目青面黑，心中如蒜齑状，大便正黑，皮肤爪之不仁，其脉浮弱，虽黑微黄，故知之。

酒疸下之，败其脾阳，久而寒水侮土，变为黑疸。木主五色，入土为黄，入水为黑，自入为青。肝木藏血，而华皮肤，水土温燥，乙木荣达，则五气调和，色不偏见，其一色偏呈者，一脏埋郁，而木气不达也。下后土败阳亏，水邪上凌，木郁湿土之中，则见黄色，木郁寒水之内，则见黑色，木气自郁，则见青色。肝窍于目，目青者，肝气抑郁，自现其色于本经之窍也。阳明行身之前，自面下项，面黑者，寒水风木之邪，上乘戊土之位也。谷入于胃而消于脾，从土化气，故大便色黄，正黑者，水侮木贼而土败也。土生于火，木贼而土负，水胜则火熄，心中火位，而如啖蒜齑，寒水灭火，金气无制，故辛味见于心家，金味辛也。木郁血凝，不能滋荣皮肤，故皮肤枯槁，爪之不仁。阳虚而不根于下，故脉浮弱。其色虽黑，而黑中微见黄色，故知是黄疸所变化也。

黄疸九

额上黑，微汗出，手足中热，薄暮即发，膀胱急，小便自利，名曰女劳疸。腹如水状，不治。

足太阳之经，起于睛明（在目内眦）。上额交颠，而后行于背，太阳寒水之气逆而不降，则额见黑色。湿气蒸泄，则微汗出。手厥阴之经，行手心而上中指，脉动于劳宫（在手心中）。足少阴之经，起小指而走足心，脉出于涌泉（在足心中）。手中热者，少阳相火之陷也，少阳与厥阴为表里，故热在手心，足中热者，厥阴风木之陷也，乙木生于癸水，木陷于水，湿气下郁，故热在足心。日暮阳衰，寒湿下动，木火郁陷，是以病发。木陷于水，遏抑鼓荡，不得上达，故膀胱迫急。风木疏泄，火败水寒，蛰藏失政，故小便自利，此名曰女劳疸。女劳之家，纵欲伤精，泄其肾肝温气，水寒木枯，脾败湿作，则病黑疸。久而腹如水状，鼓胀不消，则水木为贼而中气崩溃，不可治也。

黄疸十

师曰：病黄疸，发热烦喘，胸满口燥者，以病发时，火劫其汗，两热所得。然黄家所得，从湿得之。一身尽发热而黄，肚热，热在里，当下之。

病黄疸，发热烦喘，胸满口燥，何遽至此？此以疸病发时，原有内热，复以火劫其汗，两热相合，表里燔蒸，肺金受伤，故致于此。然黄家所以得病，从湿得之，非从热得，湿郁则为热耳。若一身尽发热而黄，肚皮又热，此湿热在里，当下之也。《灵枢·师传》：胃中热，则消谷，脐以上皮热，肠中热，则出黄如糜，脐以下皮热，即此肚热，热在里之义也。

黄疸十一

脉沉，渴欲饮水，小便不利者，皆发黄。

脉沉者，水盛而木陷也。木郁不能疏泄，则小便不利。风燥津亡，则渴欲饮水。湿热在中，而下无泄路，凡有此证，无不发黄。

黄疸十二

腹满，舌痿黄，躁不得睡，属黄家。

土郁不运，则病腹满。《素问·痿论》：治痿独取阳明，舌痿黄者，土湿胀满，阳明上逆，君火不得下降，郁于戊土之中，火土合邪，湿热熏蒸，故舌痿而发黄，黄为土色而舌为心窍也。火不根水，故躁不得睡。此属黄家。

黄疸十三

黄疸之病，当以十八日为期，治之十日以上瘥，反剧者，为难治。

《素问·太阴阳明论》：脾者，土也，治中央，当以四时长养四脏，各十八日寄治，不得独主于时也。黄疸，太阴湿土之病，故以十八日为期。土气未败，治之十日以上当瘥。反剧，则土败不应常期，故为难治。

黄疸十四

疸而渴者，其疸难治，疸而不渴者，其疸可治。发于阴部，其人必呕，阳部，其人振寒而发热也。

疸而渴者，湿蒸为热，湿为阳虚，热为火盛，泄火则损其阳，补阳则益其火，故为难治。疸而不渴者，湿多热少，故为可治。发于阴部，其病在里，湿盛土郁，胃气上逆，必作呕吐。发于阳部，其病在表，湿旺经郁，寒气外袭，必发热而恶寒也。

黄疸十五

谷疸之病，寒热不食，食即头眩，心胸不安，久久发黄为谷疸，茵陈蒿汤主之。

谷疸之病，湿盛而感风寒，郁其营卫，则病寒热。湿土郁满，不甘饮食。食下不消，浊气上逆，即头目眩晕而心胸不安。久而谷气瘀浊，化而为热，热流膀胱，发为谷疸。茵陈蒿汤，茵陈利水而除湿，栀、黄，泻热而清烦也。

茵陈蒿汤六十四

方见《伤寒·太阴》

茵陈蒿六两　栀子十四枚　大黄二两

上三味，以水一斗，先煮茵陈，减六升，内二味，煮取三升，去滓，分温三服。小便当利，尿如皂角汁状，色正赤。一宿腹减，黄从小便去也。

黄疸十六

酒疸，心中懊憹，或热痛，栀子大黄汤主之。

酒疸，心中懊憹，或生热痛，全是湿热熏冲，宫城郁塞。栀子大黄汤，栀子、香豉，清热而除烦，枳实、大黄，泻满而荡瘀也。

栀子大黄汤六十五

栀子十四枚　香豉一升　枳实五枚　大黄三两

上四味，以水六升，煮取四升，分温三服。

黄疸十七

黄家，日晡所发热，而反恶寒，此为女劳得之，膀胱急，少腹满，身尽黄，额上黑，足下热，因作黑疸，其腹胀如水状，大便必黑，时溏，此女劳之病，非水也，腹满者，难治，硝矾散主之。

黄家，日晡所发热，而反恶寒，此为女劳得之。缘女劳泄其肾阳，水寒土湿，乙木遏陷，不能疏泄水道。一感风邪，卫气内闭，汗尿不行，湿无泄路，瘀蒸肌肤，而发黄色。日晡土旺之时，湿盛热发而木郁阳陷，故足下常热而身反恶寒。木郁水土之内，不能上达，膀胱迫急，少腹满胀，一身尽发黄色，而寒水上逆，额上独黑。久而土负水胜，黄化而黑，因作黑疸。谷淬不从土化，而从水化，大便亦黑，时时溏泄，其腹胀，如水病之状。此系女劳之病，并非水也。腹满者，水木旺而中气败，证为难治。硝矾散，硝石清热瘀而泻木，矾石收湿淫而泻水也。

硝矾散六十六

硝石　矾石等份，烧

上二味，为散，大麦粥汁和服方寸匕，日三服。病随大小便去，小便正黄，大便正黑，是其候也。

黄疸十八

黄疸病，茵陈五苓散主之。

黄疸病，水郁土湿，茵陈泻湿而清热，五苓利水而燥土也。

茵陈五苓散六十七

茵陈蒿末五分　五苓散五分

上二味和，先食饮服方寸匕，日三服。

黄疸十九

诸黄，猪膏髪煎主之。

诸黄，湿热瘀蒸，膀胱癃闭，猪膏利水而清热，发灰泻湿而开癃也。

猪膏髪煎六十八

猪膏半斤　乱髪如鸡子大三枚

107

上二味，和膏中煎之，发消药成，分，再服。病从小便去。

黄疸二十

诸病黄家，但利其小便。假令脉浮，当以汗解之，宜桂枝加黄芪汤主之（方在水气）。

诸病黄家，皆由湿得，膀胱闭癃，湿无泄路，但当利其小便，以泻湿热，茵陈五苓、猪膏髮煎之法是也。假令脉浮，则湿在经络而不在脏腑，此当以汗解之，宜桂枝加黄芪汤，泻其营卫，以散湿邪也。

黄疸二十一

黄疸腹满，小便不利而赤，自汗出，此为表和里实，当下之，宜大黄硝石汤。

黄疸腹满，小便不利而赤，自汗出，此为表和里实，缘汗孔外泄，水道里瘀，湿不在经络而在脏腑，法当下之。大黄硝石汤，大黄、硝石，泻阳明之湿热，栀子、黄柏，清君相之郁火也。

大黄硝石汤六十九

大黄四两　硝石四两　栀子十五枚　黄柏四两

上四味，以水六升，煮取二升，去滓，内硝石，更煮取一升，顿服。

黄疸二十二

黄疸病，小便色不变，欲自利，腹满而喘，不可除热，热除必哕，哕者，小半夏汤主之（方在痰饮）。

黄疸病，小便清白，不变黄赤之色，兼欲自利，是脾肾寒湿而清气下陷也。腹满而喘，是肺胃寒湿而浊气上逆也。如此虽有外热，不可除也。热除土败，寒湿愈增，胃气更逆，必发哕噫。

哕者，宜小半夏汤，半夏、生姜，降冲逆而止呕哕，温寒湿而行郁满也。

黄疸二十三

诸黄，腹痛而呕者，宜小柴胡汤（方在呕吐）。

诸黄，腹痛而呕者，甲木之贼戊土，而胃气上逆也。宜小柴胡汤，柴胡、黄芩，疏甲木而泻相火，参、甘、大枣，培戊土而补中气，生姜、半夏，降逆气而止呕吐也。

男子黄，小便自利，当与虚劳小建中汤（方在虚劳。此系黄本缺，依《要略》补之，以待考焉）。

金匮悬解卷十三

内伤杂病

〉〉 呕吐哕下利 四十九章

呕哕者，阳明胃病也，下利者，太阴脾病也。胃以下行为顺，胃气上逆，则为呕哕，脾以上行为顺，脾气下陷，则病下利，总以中气之不治也。

中气者，升降脾胃之枢机，枢机病则升降失职，而吐利乃作。此中多挟木邪，以木郁则克土，甲木逼于上，则胃逆而为吐，乙木贼于下，则脾陷而为利。补土疏木，乃吐利之定法，土旺而木达，胆胃降则呕止，肝脾升则利断矣。

〉〉 呕吐哕 二十四章

呕吐一

问曰：病人脉数，数为热，当消谷引饮，而反吐者，何也？师曰：以发其汗，令阳气微，膈气虚，脉乃数。数为客热，不能消谷，胃中虚冷故也。

此段见《伤寒·太阳篇》。汗多阳亡，浊阴上逆，是以呕吐。阳不归根，客居膈上，息道短促，是以脉数。膈上虽热，胃中则是虚冷，虚冷则水谷不消，而病呕吐也。

呕吐二

趺阳脉浮而涩，浮则为虚，虚则伤脾，脾伤则不磨，朝食暮

110

吐，暮食朝吐，宿谷不化，名曰胃反。脉紧而涩，其病难治。

跌阳者，阳明胃气之所变现也，动脉在足跗上之冲阳，故曰跌阳。阳明胃气，以下行为顺，脉不应见浮涩，浮则胃气之虚而不降也。胃虚而上逆，则脾虚而下陷，陷则脾伤，脾伤不能磨化水谷，故朝食而暮吐，暮食而朝吐。宿谷不化，名曰胃反，胃反者，饮食倒上，是反顺而为逆也。紧涩者，血寒而阳陷也，脾败不磨而脉见紧涩，水冰地坼，微阳沦陷而不升，故其病难治。

呕吐三

脉弦者，虚也，胃气无余，朝食暮吐，变为胃反。寒在于上，医反下之，令脉反弦，故名曰虚。

胆肝脉弦，弦者，木郁克土，胃阳之虚也。胃气无余，不能消谷，朝食暮吐，变为胃反。宗气衰微，寒在于上，医反下之，令土败木贼，脉反见弦，故名曰虚也。

呕吐四

寸口脉微而数，微则无气，无气则营虚，营虚则血不足，血不足则胸中冷。

寸口者，手太阴肺气之所变现也。肺主气，寸口脉微而数者，肺中宗气之虚也。水谷之化营气，行于经络，其大气之抟而不行者，积于胸中，命曰宗气。宗气者，所以贯心肺而行呼吸，营气之源也。无宗气则营气虚，营虚则血不足也。宗气之根，实本于营血，血藏于肝，而血中之温气，则化君火，气乃君火之敛降者也。营虚血少，不能化火，阳衰于上，故胸中冷。血阴也，而孕君火，其性温暖而和煦，后世但言凉血，而不知暖血，误人多矣。

呕吐五

先呕却渴者，此为欲解。先渴却吐者，为水停心下，此属饮家。呕家本渴，今反不渴者，以心下有支饮故也，此属支饮。

先呕而后渴者，积饮既去，而津亡作渴，故为欲解。先渴而后吐者，为水停心下，阻格君火，是以作渴。渴而饮水，为停水所阻，乃复呕出，此属素有积饮之家也。呕家津液失亡，本当发渴，今呕后反不渴者，以心下有支饮停留，所呕者，但是新下之水谷也，此属支饮。此段见痰饮咳嗽中。

呕吐六

病人欲吐者，不可下之。

病人欲吐者，陈宿在上，故不可下。

呕吐七

呕家有痈脓，不可治呕，脓尽自愈。

此段见《伤寒·厥阴》。呕家而有痈脓，当令其脓从呕出，不可降逆止呕，使脓无出路。俟其脓尽痈平，则呕吐自愈矣。

哕八

哕而腹满，视其前后，知何部不利，利之则愈。

此段见《伤寒·阳明》。浊气上逆，则生呕哕。哕而腹满者，太阴之清气不升，阳明之浊气不降也，前后二阴，必有不利之部。前部不利，利其水道，后部不利，利其谷道，前后窍通，浊气下泄，则满消而哕止矣。

呕吐九

胃反呕吐者，大半夏汤主之。

胃反呕吐者，前窍短涩，后门干燥，多有粪若羊矢之证。盖手足太阳，两经同气，水谷入胃，脾阳消磨，散其精华，上归于肺，雾气化津，传于膀胱小肠，水路清通，谷道滋润，是以小便不涩，大便不干。胃反气逆，肺金莫降，津液凝瘀，化生痰涎，二阴失滋，枯涩燥结，故粪如羊矢。下窍堵塞，浊气莫泄，逆而上冲，故呕吐不止。缘其阳衰土湿，中气颓败，不能腐熟水谷，化气生津，以滋肠窍，是以饮食不得顺下而逆行也。大半夏汤，人参补中气之虚，白蜜润小肠之燥，半夏降胃气之逆，中气旺而水谷消，下窍开而渣滓降，浊气不升，呕吐自止也。

阴阳别论：三阳结，谓之膈。手足太阳，是为三阳，足太阳膀胱结则小便涩，手太阳小肠结则大便干，下窍涩结，浊气上逆，故食膈而不下，总由于阳明之阳虚。噎膈、反胃颇同，反胃之病，在胃之下脘，噎膈之病，兼在胃之上脘。上脘气闭，则食不能入，下脘气闭，则入而复出，阳明之性，阳盛则开，阴盛则闭故也。

大半夏汤七十

半夏二升，洗　人参三两　白蜜一升

上三味，以水一斗二升，和蜜扬之二百四十遍，煮取二升半，温服一升，余分再服。

呕吐十

胃反，吐而渴欲饮水者，茯苓泽泻汤主之。

胃反，呕吐而渴欲饮水者，湿盛胃逆而火不根水也。以戊土上逆，降路瘀塞，君相二火，不得下蛰，逆刑辛金，是以渴生。茯苓泽泻汤，茯苓、泽泻、桂枝，疏木而泻水，姜、甘、白术，降逆而燥土也。

茯苓泽泻汤七十一

茯苓八两　泽泻四两　桂枝二两　生姜四两　甘草二两　白术三两

上六味，以水一斗，煮取三升，内泽泻，再煮取二升半，温服八合，日再服。

呕吐十一

吐后渴欲得水，而贪饮者，文蛤汤主之。

吐后渴欲得水，而贪饮者，吐伤中气，湿动肺逆，郁生上热，表里无降泄之路。文蛤汤，甘草、大枣，补土而益脾精，石膏、文蛤，清金而泻湿热，杏、姜，利气而降逆，麻黄发表而达郁也。

文蛤汤七十二

文蛤五两　麻黄三两　生姜三两　杏仁五十枚　石膏五两　甘草三两　大枣十二枚

上七味，以水六升，煮取二升，温服一升，汗出即愈。

呕吐十二

呕吐而病在膈上，后思水者，解，急与之，思水者，猪苓散主之。

病在膈上，呕吐之后，而思水饮，是病去而津亡也。其病当解，宜急与之水，以益津液。思水者，痰饮虽去而土湿犹存，渴欲饮水，恐其复致停瘀，猪苓散，二苓、白术，泻湿而燥土，最为相宜也。

猪苓散七十三

猪苓　茯苓　白术等份

上三味，杵为散，饮服方寸匕，日三服。

呕吐十三

食已即吐者，大黄甘草汤主之。

食已即吐者，胃之上口，必有湿热瘀塞。大黄甘草汤，大黄泻其郁热，甘草培其中气也。

大黄甘草汤七十四

大黄四两　甘草一两

上二味，以水三升，煮取一升，分温再服。

呕吐十四

呕而脉弱，小便复利，身有微热，见厥者，难治，四逆汤主之。

此段见《伤寒·厥阴》。呕而脉弱，胃气之虚，小便复利，肾气之虚（肾司二便，寒则膀胱失约，故小便自利）。里阳虚败，加以身有微热，而见厥逆者，阴盛于内而微阳外格，故为难治，宜四逆汤，以回里阳也。

四逆汤七十五

方见《伤寒·太阴》

甘草二两，炙　干姜一两半　附子一枚，生用

上三味，以水三升，煮取一升二合，去滓，分温再服。强人可大附子一枚，干姜三两。

呕吐十五

诸呕吐，谷不得下者，小半夏汤主之（方在痰饮）。

呕吐而谷不得下者，胃气上逆，浊阴不降也。小半夏汤，半夏、生姜，降逆气而驱浊阴也。

呕吐十六

呕而发热者，小柴胡汤主之。

此段见《伤寒·少阳》。呕者，胆木之克胃土。甲木从相火化气，相火郁升，是以发热。小柴胡汤，参、甘、大枣，补戊土而益中气，柴胡、黄芩，泻甲木而清相火，生姜、半夏，降浊而止呕也。

小柴胡汤七十六

方见《伤寒·少阳》

柴胡八两　黄芩三两　半夏一升　生姜三两　人参三两　甘草三两　大枣十二枚

上七味，以水一斗二升，煮取六升，去滓，再煎，取三升，温服一升，日三服。

呕吐十七

呕而肠鸣，心下痞者，半夏泻心汤主之。

寒邪冲激，则肠中雷鸣。胆胃升郁，则心下痞硬。心痞则火无降路，必生上热，半夏泻心汤，黄芩、黄连，清上而泻火，姜、甘、参、枣，温中而补土，半夏降逆而止呕也。

半夏泻心汤七十七

方见《伤寒·少阳》

半夏八两，洗　黄芩三两　黄连一两　干姜三两　人参三两甘草三两，炙　大枣十二枚

上七味，以水一斗，煮取六升，去滓，再煎，取三升，温服一升，日三服。

呕吐十八

呕而胸满者，吴茱萸汤主之。

呕而胸满者，中气虚寒，胆胃逆升，浊阴填塞于膈上也。吴茱萸汤，人参、大枣，补中而培土，茱萸、生姜，温胃而降逆也。

吴茱萸汤七十八

方见《伤寒·阳明》

吴茱萸一升　人参二两　大枣十二枚　生姜六两

上四味，以水五升，煮取二升，温服七合，日三服。

呕吐十九

干呕，吐涎沫，头痛者，吴茱萸汤主之。

此段见《伤寒·厥阴》。胃气上逆，浊阴翻腾，则生干呕。肺气郁阻，津液凝滞，则生涎沫。浊气升填，头上壅塞，则苦疼痛。肺胃之上逆，根缘中下之虚寒，宜吴茱萸汤，温补中脘而降逆气也。

呕吐二十

干呕，吐逆，吐涎沫，半夏干姜散主之。

干呕，吐逆，吐涎沫，胃寒而气逆也。半夏干姜散，半夏降其逆气，干姜温其中寒也。

半夏干姜散七十九

半夏　干姜等份

上二味，杵为散，取方寸匕，将水一升半，煎取七合，顿服之。

呕吐二十一

干呕而下利者，黄芩加半夏生姜汤主之。

干呕而利者，甲木之贼戊土，胃气郁遏，不能容纳水谷，故下为泄利而上为干呕。黄芩加半夏生姜汤，甘草、大枣，补中气而益脾精，黄芩、芍药，清甲木而泻相火，半夏、生姜，降胃气而止呕吐也。

黄芩加半夏生姜汤八十

方见《伤寒·少阳》

黄芩三两　芍药一两　甘草二两　大枣十二枚　半夏半升　生姜三两

上六味，以水一斗，煮取三升，去滓，温服一升，日再夜一服。

呕吐二十二

病人胸中似喘不喘，似呕不呕，似哕不哕，彻心中愦愦然无奈者，生姜半夏汤主之。

胸中似喘、似呕、似哕，又复不喘、不呕、不哕，彻心中愦愦然烦乱而无奈者，胃气上逆，浊气翻腾，温温泛泛，心绪作恶之象也。生姜半夏汤，降逆气而驱浊阴也。

生姜半夏汤八十一

此即小半夏汤，而分两不同。

生姜汁一升　半夏半斤

上二味，以水三升煮半夏，取二升，内生姜汁，煮取一升半，小冷，分四服，日三夜一。呕止，停后服。

呕哕二十三

干呕哕，若手足厥者，橘皮汤主之。

干呕哕者，胃气上逆，浊阴涌泛也。肺气阻滞，郁生痰涎，遏抑清阳，不得四布，故手足厥逆。橘皮汤，橘皮、生姜，降冲逆而行瘀浊也。

橘皮汤八十二

橘皮四两　生姜八两

上二味，以水七升，煮取三升，温服一升，下咽即愈。

哕逆二十四

哕逆者，橘皮竹茹汤主之。

哕逆者，中虚而胃逆也。橘皮竹茹汤，参、甘、大枣，补中而培土，橘、姜、竹茹，降逆而止呕也。

橘皮竹茹汤八十三

橘皮二斤　竹茹二斤　生姜半斤　人参一两　甘草五两　大枣三十枚

上六味，以水一斗，煮取三升，温服一升，日三服。

〉〉下利二十五章

下利一

下利清谷，不可攻其表，汗出必胀满。

此段见《伤寒·太阴》。下利清谷，脾阳陷败，虽有太阳表证，不可攻之。攻之汗出阳亡，清阳愈陷，浊阴愈逆，必生胀满。

下利二

下利气者，当利其小便。

下利而失气者，湿盛而气滞也。当利其小便，以渗湿邪。

下利三

夫六腑气绝于外者，手足寒，上气，脚缩。五脏气绝于内者，利不禁，下甚者，手足不仁。

六腑为阳，其位在外，六腑气绝于外者，手足寒冷，喘促而上气，蜷卧而脚缩也。五脏为阴，其位在内，五脏气绝于内者，下利不禁。下甚者，神气败泄而手足不仁。六腑以胃为主，五脏以脾为主，脾胃同主四肢，故病皆见于手足也。

下利四

下利后脉绝，手足厥冷，晬时脉还，手足温者生，脉不还者死。

此段见《伤寒·厥阴》。利后脉绝，手足厥冷，阳气败泄，危亡在目。若晬时脉还，手足温者，阳气来复，可以回生，脉不还者，阳气不复，死无望矣。

下利五

下利手足厥冷，无脉者，灸之不温，若脉不还，反微喘者，死。

此段见《伤寒·厥阴》。下利厥冷，无脉，灸之不温，与脉不还，是纯阴无阳。而反微喘者，则气不归根，必死无疑也。

下利六

少阴负跌阳者，为顺也。

少阴，肾脉，跌阳，胃脉，胃土本克肾水，而水盛反得侮土，以土生于火而火克于水，火胜则土能克水而少阴负，火败则水反侮土而跌阳负。凡病皆水胜而土负，土胜而水负者，甚少也。水胜则死，土胜则生，故少阴以负跌阳为顺。

仲景医脉，唐后无传，庸工下士，开滋阴补水之门，误世殃民，祸流千载。今海内医书，连床累架，皆徐世勣作无赖贼时，逢人辄杀者也。俗子诵之，以害生灵，医如猛虎，人如孤豚，诚足悲伤不可说也。

下利七

下利，脉沉弦者，下重，脉大者，为未止，脉微弱数者，为欲自止，虽发热，不死。

此段见《伤寒·厥阴》。下利脉沉弦者，水寒木陷，必主下重。设脉大者，是利亡肝脾之阳，木贼土败，利为未止。若脉微弱数者，是脾阳欲复，肝邪将退，为欲自止，虽外见发热，然续将内敛，不至死也。

下利八

下利脉沉而迟，其人面少赤，身有微热，下利清谷者，必郁冒汗出而解，病人必微厥，所以然者，其面戴阳，下虚故也。

此段见《伤寒·厥阴》。下利而脉沉迟，脏阴盛而腑阳虚也，乃其人面色少赤，身有微热者，是微阳欲复，为阴邪所遏，郁于皮腠而不能透发也。然阳郁欲发，必不终陷，顷当冲透群阴，汗出而解。但微阳孤弱，未能遽出重围，难免郁冒昏迷，而后外达皮毛耳。方其郁冒之时，病人必当微厥，所以然者，其面之少赤，是谓戴阳，戴阳者，阳根微弱而下虚故也。

下利九

下利，有微热而渴，脉弱者，令自愈。

此段见《伤寒·厥阴》。下利，有微热而渴，是阳复矣。脉弱则木邪欲退，故令自愈。

下利十

下利脉反弦，发热身汗者，愈。

下利脉沉而弦者，水寒而木陷也。今弦而不沉，是乙木有升达之意，再见发热身汗，则下陷之阳，已升于上，故愈。

下利十一

下利脉数，有微热，汗出，令自愈。设脉紧，为未解。

此段见《伤寒·厥阴》。下利脉数，而有微热，阳欲复也，汗出则阳气外达，故令自愈。设脉复紧，则阴邪闭束，阳陷而不升，为未解也。

下利十二

下利脉数而渴者，令自愈。设不瘥，必圊脓血，以有热故也。

此段见《伤寒·厥阴》。下利脉数而渴者，阳已复矣，故令自愈。设利不瘥，必圊脓血，以其阳复之过，而有余热以伤阴也。

下利十三

下利，寸脉反浮数，尺中自涩者，必圊脓血。

此段见《伤寒·厥阴》。下利而寸脉反见浮数，是阳复而上盛，尺中自涩者，是阴退而下虚也。阳盛必俯侵阴位，郁蒸营分而圊脓血也。

下利十四

下利腹胀满，身体疼痛者，先温其里，乃攻其表，温里宜四逆汤，攻表宜桂枝汤。

此段见《伤寒·太阴》。下利而腹胀满，是太阴腹满自利之证也，其身体疼痛，则是太阳表证，是当先温其里，后攻其表。温里宜四逆汤，以驱其寒，攻表宜桂枝汤，以驱其风。里温而攻表，则汗出，不虑其阳亡也。

桂枝汤八十四

方见《伤寒·太阳》

桂枝三两　芍药三两　甘草二两　大枣十二枚　生姜三两

上五味，㕮咀，以水七升，微火煮取三升，去滓，适寒温，服一升。服已，须臾啜稀粥一升，以助药力，温覆令一时许，遍身漐漐微似有汗者益佳，不可令如水淋漓。若一服汗出病瘥，停后服。

下利十五

下利清谷，里寒外热，汗出而厥者，通脉四逆汤主之。

下利清谷，里寒外热，手足厥逆，脉微欲绝，是少阴通脉四逆证。厥阴风木疏泄，呕吐哕下利故有汗出之证，亦宜通脉四逆，温脏寒而通经脉也。

此段见《伤寒·厥阴》。详阅《伤寒》少阴、厥阴二篇，此段之义乃明。

通脉四逆汤八十五

方见《伤寒·少阴》。此即四逆汤，而分两不同。

甘草二两，炙　干姜三两，强人可四两　附子大者一枚，生用

上三味，以水三升，煮取一升二合，去滓，分温再服。

下利十六

气利，诃黎勒散主之。

气利，即前所谓下利气也。以脾肝湿陷，二气郁塞，木遏风动，疏泄不藏，而为下利。利而隧道梗涩，气块喧鸣而不调畅，是谓气利。诃黎勒散，行滞气而收滑陷也。

诃黎勒散八十六

诃黎勒十枚

上一味，为散，粥饮和，顿服。

下利十七

下利肺痛，紫参汤主之。

肺与大肠为表里，肠陷而利作，则肺逆而痛生。而肺肠之失位，缘中气之不治，脾土不升，而后肠陷，胃土不降，而后肺逆。紫参汤，甘草补中而缓急，紫参清金而破瘀，瘀开而气调，各复肺肠升降之旧，则痛定而利止矣。

紫参汤八十七

紫参半斤　甘草三两

上二味，以水五升，先煮紫参，取二升，内甘草，煮取一升半，分温再服。

下利十八

下利后更烦，按之心下濡者，为虚烦也，栀子豉汤主之。

此段见《伤寒·厥阴》。利后阳泄，不应生烦，乃更烦者，是阳复而有内热也。承气证之烦，心下硬满，是谓实烦，若按之心下濡者，是谓虚烦。缘阳复热升，熏蒸肺津，而化涎沫，心气郁阻，是以生烦。宜栀子豉汤，吐其瘀浊，以清烦热也。

栀子豉汤八十八

方见《伤寒·太阳》

栀子十四枚，劈　香豉四合，绵裹

上二味，以水四升，先煮栀子，取二升半，内豉，煮取一升半，去滓，分二服。进一服得吐，则止。

下利十九

下利谵语者，有燥屎也，小承气汤主之。

此段见《伤寒·厥阴》。下利谵语者，是胆火传于胃土，胃热而有燥屎也。宜小承气汤，下其燥屎，以泻胃热。

此下大承气证四章，皆少阴之负阳明，下利之顺证也。

小承气汤八十九

方见《伤寒·阳明》

大黄四两　枳实三枚，炙　厚朴二两，炙

上三味，以水四升，煮取一升二合，去滓，分温二服。得利则止。

下利二十

下利，三部脉皆平，按之心下坚者，急下之，宜大承气汤（方见痉病）。

此段见《伤寒·可下》中（在汗下宜忌篇内）。寸大于关，关大于尺，人之常也，具以三部不平，三部皆平，是乙木郁于尺中，不能上达，故尺与关平，甲木郁于关上，不能下达，故关与寸平。乙木陷则脐下胀，甲木逆则心下坚，若按之心下坚者，是甲木之逆也。戊土被迫，腑不能容，故见下利。宜大承气急下之，以清胃腑之郁热也。

下利二十一

下利脉迟而滑者，实也，利未欲止，急下之，宜大承气汤。

此段见《伤寒·可下》中。宿食在中，不能阻其表气，而郁其里气，故外滑而内迟。里气郁阻，肝脾不升，故利未欲止。

下利二十二

下利，脉反滑者，当有所去，下之乃愈，宜大承气汤。

此段见《伤寒·可下》中。宿食在中，郁格阳气，不得内济，无复阴气之翕聚，是以脉滑。

下利二十三

下利已瘥，至其年月日时复发者，以病不尽故也，当下之，宜大承气汤。

此段见《伤寒·可下》中。下利瘥后，至其从前病起之期而又发，以病根不尽故也。当下之，以绝其根。

下利二十四

热利下重者，白头翁汤主之。

此段见《伤寒·厥阴》。肝气遏陷，郁生下热，魄门重坠者，宜白头翁汤。白头翁清少阳之相火，黄连清少阴之君火，黄柏、秦皮，泻厥阴之湿热也。

白头翁汤九十

方见《伤寒·厥阴》

白头翁三两　黄连三两　黄柏二两　秦皮三两

上四味，以水七升，煮取三升，去滓，温服一升。不愈，更服。

下利二十五

下利便脓血者，桃花汤主之。

此段见《伤寒·少阴》。久利不止，木郁血陷，寒湿腐败，风木摧剥，故便脓血。桃花汤，粳米补土而泻湿，干姜温中而驱寒，石脂敛肠而固脱也。

桃花汤九十一

方见《伤寒·少阴》

干姜一两　粳米一升　赤石脂一斤，一半生用，一半筛末

上三味，以水七升，煮米熟，去滓，内石脂末方寸匕，温服七合，日三服。若一服愈，余勿服。

≫ 附方

《外台》黄芩汤六

治干呕下利。

黄芩三两　桂枝一两　人参三两　大枣十二枚　干姜三两　半夏半升

上六味，以水七升，煮取三升，分温三服。

金匮悬解卷十四

内伤杂病

痰饮咳嗽三十七章

痰饮咳嗽者，肺肾之病也，而根实原于土虚。盖化水者，气也，其职在肺，化气者，水也，其职在肾，阳衰土湿，则肺失清降而气不化水，肾失温升而水不化气，于是痰饮作矣。痰饮浊瘀，肺气不布，隔碍壅阻，于是咳嗽生焉。治咳嗽者，去其痰饮，治痰饮者，培其土气，培土气者，疏木而泄水，缘水侮木贼，中气湿寒，此痰饮咳嗽所由来也。然则苓桂术甘，实为痰饮主方，自此随证而化裁之，温凉补泻，意悉法周，虽百虑而不一致，实同归而非殊途也。

后世庸工，凡临咳嗽，必用清润，至于滋湿伐阳，茫然不知，久而土崩人亡，未有幸脱者。百试不验，而千古皆同，此辈方心，不可鉴也。

痰饮一

问曰：夫饮有四，何谓也？师曰：有痰饮，有悬饮，有溢饮，有支饮。

痰饮之处所不同，名目亦殊。义详下章。

痰饮二

问曰：四饮何以为异？师曰：其人素盛今瘦，水走肠间，沥沥有声，谓之痰饮。饮后水流在胁下，咳唾引痛，谓之悬饮。饮水流行，归于四肢，当汗出而不汗出，身体疼重，谓之溢饮。咳逆倚息，气短不得卧，其形如肿，谓之支饮。

其人素日肌肉丰盛，今忽瘦削，此由脾虚不能化谷，食宿水停，肌肉不生也，水走肠间，沥沥有声，如此谓之痰饮，饮之行走于心下小肠之间者也。饮后水流胁下，咳唾鼓动，牵引作痛，如此谓之悬饮，饮之空悬于肝胆之经者也。饮水流行，归于四肢，当化汗外泄，而不得汗出，水浸肢节，身体疼重，如此谓之溢饮，饮之流溢于四末者也。咳嗽气逆，倚物布息，气道短促，不得眠卧，营卫郁遏，其形如肿，如此谓之支饮，饮之支结于胆经而伤及肺脏者也（支饮或左或右，偏而不正，如树木之枝，在木干之旁。在左则右倚物息，在右则左倚物息。以足少阳之经，下胸贯膈而循胁，位在胸侧，水饮阻格，胆经不降，逆冲肺部，肺无布息之地，故咳喘而不卧也。

痰饮三

水在心，心下坚筑，短气，恶水不欲饮。水在肺，吐涎沫，欲饮水。水在脾，少气身重。水在肝，胁下支满，嚏而痛。水在肾，心下悸。

水在心，火败水凌，浊阴填塞，心下坚痞动筑，气息促短，恶水不欲饮。水在肺，气滞津凝，吐涎沫而欲饮水。水在脾，阳衰湿旺，少气而身重。水在肝，经气迫急，胁下支结满硬，嚏而振鼓作痛。水在肾，木郁风摇，心下悸动。盖饮食入胃，脾阳蒸动，化为精气，上归于肺。肺金清和，将此精气散布于五脏六腑、十二经脉之中，经络脏腑，皆得受气。气降则化水，水升又化气。水之在上，气方化而未盛，故气多而水少，其象如雾。气之在下，水方化而未盛，故水多而气少，其形如渎。在上之气，有清有浊，清者化而为神气，内归于心肺，浊者外泄而为汗。在下之水，有精有粗。精者化而为精血，内归于肾肝，粗者外渗而为溺。至于脾胃湿盛而阳虚，则气水不化而凝为痰饮。痰者，气不化水，熏蒸于上而凝结得也，故其质厚。饮者，水不化气，淫泆于下而停瘀者也，故其质薄。

痰饮之家，虽由于肺肾之阳虚，而实原于脾胃之湿盛，后世庸工，乃有湿痰、燥疾之说，不通极矣！

痰饮四

夫心下有留饮，其人背寒冷如掌大。

心下火位，而留饮居之，是寒水之凌君火也。太阳寒水之经，行身之背，其人背后寒冷，正对心位，其大如掌也。

留饮即痰饮之停留者，上自心下，下至小肠，停留不散，是谓诸饮之宗，如水木之源本也。自此而流于胁下，则为悬饮，归于四肢，则为溢饮，结于胸旁，则为支饮，是诸饮之支，如水木支派也。

痰饮五

留饮者，胁下痛引缺盆，咳嗽则转甚。

足少阳之经，自缺盆而入胁里，足厥阴之经，自小腹而布胁肋，胁下痛引缺盆者，饮阻少阳之经，经气不舒，故痛引缺盆。咳嗽则经脉振动，是以痛甚。此痰饮之流于胁下，而在肝胆之经者，所谓悬饮也。

痰饮六

胸中有留饮，其人短气而渴，四肢历节痛。

饮阻窍隧，肺无降路，津液凝滞，故短气而渴。湿流关节，故四肢历节而疼痛。此饮之自胸膈而流四肢，所谓溢饮也。

痰饮七

脉沉者，有留饮。

火浮水沉，自然之性也。

痰饮八

膈上病痰，满喘咳吐，发则寒热，背痛腰疼，目泣自出，其人振振身瞤悸，必有伏饮。

膈上痰饮阻碍，肺气壅满，喘促咳嗽，是土湿而胃逆也。一旦痰气上涌，呕吐发作，胃气逆升，则太阳不降。太阳寒水之经，经气郁遏，营卫易位，则发热而恶寒（营阴束其卫阳，是以发热恶寒）。太阳行身之背，逆而不降，经气壅迫，故脊背疼痛。胃逆则脾陷，肝木抑遏，陷于水位，是以腰疼（肾位于腰，是谓水位）。肝窍于目，肾主五液，入肝为泪，木郁风动，肝液升泄，故目泣自出。风木摇荡，故振振而瞤悸。如此必有伏饮，缘饮伏湿旺，土木双郁，是以见证如此。

痰饮九

夫病人饮水多，必暴喘满。凡食少饮多，水停心下，甚者则悸，微者短气。脉双弦者，寒也，皆大下后虚。脉偏弦者，饮也。

病人阳虚湿旺，火升作渴，饮水一多，不能消化，水阻肺气，必暴生喘满。凡土虚食少而饮水多者，水停心下，郁其木气。甚者木郁风动，则生瞤悸。微者肺金阻格，必苦短气。水旺木郁，则脉必弦。弦为木气，应见于左关，若两关双弦者，是水寒土湿，木气不达，乙木郁于左关而不升，甲木郁于右关而不降，此皆大下后之虚脉，若一手偏弦者，此必饮邪之偏在一方，郁其木气也，盖饮泛土湿，木气必郁，生气不畅，故见弦象。左偏弦者，饮在脾土，右偏弦者，饮在胃土也（双弦者，即偏弦之重者。微则偏弦，甚则双弦，实同原也）。

痰饮十

脉弦数，有寒饮，冬夏难治。

弦数者，少阳甲木不降，相火逆升，必有寒饮郁格。冬时水旺下寒，阳气不蛰，夏而水衰，然相火升泄，下寒愈剧，皆难治也。

痰饮十一

肺饮不弦，但苦喘短气。

肺病痰饮，金能胜木，故脉不弦。但苦痰饮阻碍，喘促短气耳。

痰饮十二

支饮亦喘而不能卧，加短气，其脉平也。

支饮亦饮之偏结于肺部者，故喘不能卧，加以短气，其脉亦平而不弦也。

痰饮十三

脉浮而细滑，伤饮。

水饮在中，郁格阳气，升浮不归，故如循贯珠，累累联属，流利不停，其诊曰滑，而其中实有捍格之象。水旺阴盛，是以脉细。

痰饮十四

病痰饮者，当以温药和之。

痰饮者，水寒土湿，火冷金凉，精气堙郁所作。当以温药和之，寒消湿化，自然涣解。盖土不得火，湿气滋生，此痰饮化生之原也。土湿则上不能生金，痰凝于心胸，下不能制水，饮聚于肠胃。肺冷故气不化水，熏蒸而为痰，肾寒故水不化气，停瘀而为饮，是以当温也。

痰饮十五

心下有痰饮，胸胁支满，目眩，苓桂术甘汤主之。

心下有痰饮，停瘀胃口，土湿木郁，胆经莫降，故胸胁偏支胀满，目珠眩运。以君相同气，甲木失根，君火亦腾，神魂浮荡，无所归宿，是以发眩。目者神魂之开窍，故眩见于目。苓桂术甘汤，术、甘，补中而燥土，苓、桂，泻水而疏木也。

苓桂术甘汤九十二

方见《伤寒·太阳》

茯苓四两　桂枝三两　白术三两　甘草二两

上四味，以水六升，煮取三升，分温三服，小便则利。

痰饮十六

夫短气有微饮，当从小便去之，苓桂术甘汤主之，肾气丸亦主之（方见消渴）。

微饮阻隔，肺金不降，是以短气。此缘土湿木郁，不能泄水，当从小便去其水饮。饮去而土燥，则肺敛而气降矣。苓桂术甘汤，术、甘，补中而燥土，苓、桂，泻水而疏木，可以主之。肾气丸，丹、地、苓、泽，清风而泻湿，附、桂、萸、薯，暖水而荣木，亦可以主之也。

痰饮十七

病者脉伏，其人欲自利，利反快，虽利，心下续坚满，此为留饮欲去故也，甘遂半夏汤主之。

留饮在下，故脉伏而欲自利。若利反捷快，是留饮下行，肠胃滋濡也。虽水随利下，心下犹续续坚满以水下未尽，浊阴不得遽消，然已非从前痞结之象，此为留饮欲去，故稍觉松软也。甘遂半夏汤，甘遂、半夏，泻水而涤饮；甘草、芍药，培土而泻木，蜂蜜滑肠而行水也。

甘遂半夏汤九十三

甘遂大者二枚　半夏十二枚，以水一升，煮取半升，去滓　芍药五枚　甘草如指大一枚，炙上四味，以水二升，煮取半升，去滓，以蜜半升，合药汁煎取八合，顿服之。

痰饮十八

腹满，口舌干燥，此肠间有水气，己椒苈黄丸主之。

肠间有水，阻遏中气，升降不行，是以腹满。君相升逆，故口舌干燥。己椒苈黄丸，防己、椒目，泻湿而行水，葶苈、大黄，濬流而决壅也。

己椒苈黄丸九十四

防己　椒目　葶苈　大黄各一两

上四味，末之，蜜丸，如梧子大，先食饮服一丸，日三服。稍增，口中有津液。渴者，加芒硝半两。

痰饮十九

脉沉而弦者，悬饮内痛，病悬饮者，十枣汤主之。

水寒木郁，则脉沉而弦，法当悬饮在胁，咳唾引痛。病悬饮者，木旺土虚，不能行水，宜扶土而泻水。十枣汤，芫、遂、大戟，决渠而泻水饮，大枣补土而保脾精也。

十枣汤九十五

方见《伤寒》

芫花熬　甘遂　大戟各等份

上三味，捣筛，以水一升五合，先煮肥大枣十枚，取八合，去滓，内药末，强人服一钱匕，羸人服半钱匕，平旦温服之。不下者，明日更加半钱匕。得快利后，糜粥自养。

痰饮二十

病溢饮者，当发其汗，大青龙汤主之，小青龙汤亦主之。

水归四肢，当汗不汗，而成溢饮。病溢饮者，当发其汗。其阳气郁阻而肺热者，宜大青龙汤，石膏、麻、桂，清金而泻营卫，杏仁、生姜，利肺而降逆气，甘草、大枣，培土而补脾精也。其阴气冲逆而肺寒者，宜小青龙汤，麻、桂、芍药，发表而泻营卫，甘草、半夏，补中而降胃气，姜、辛、五味，温肺而下冲逆也。

大青龙汤九十六

方见《伤寒·太阳》

麻黄六两　桂枝二两　石膏如鸡子大，碎　杏仁四十枚，去皮尖　生姜三两　甘草二两　大枣十二枚

上七味，以水九升，先煮麻黄，减二升，去上沫，内诸药，煮取三升，去滓，温服一升，取微汗。汗多者，温粉粉之。

小青龙汤九十七

方见《伤寒·太阳》

麻黄三两　桂枝三两　芍药三两　甘草二两　半夏半升　细辛三两　干姜三两　五味三两

上八味，以水一斗，先煮麻黄，减二升，去上沫，内诸药，煮取三升，去滓，温服一升。

痰饮二十一

膈间支饮，其人喘满，心下痞坚，面色黧黑，其脉沉紧，得之数十日，医吐下之不愈，木防己汤主之。虚者即愈，实者三日复发，复与不愈者，宜木防己汤去石膏加茯苓芒硝汤主之。

土湿胃逆，不能行水，故饮停胸膈，阻格肺气，喘促壅满。胆胃填塞，甲木莫降，故盘结胃口，心下痞坚。水旺木郁，不能

外华，故面色黧黑，其脉沉紧。木防己汤，人参、桂枝，补中而疏木，防己、石膏，泻水而清金也。邪虚者，病在膈间，得之即愈。邪实者，土湿木郁，而生下热，暂时难愈，三日复发。复与此汤不愈者，宜木防己汤去石膏之清上，加茯苓以泻下湿、芒硝以清下热也。

面色黧黑者，《灵枢·经脉》：足少阳、厥阴之经，病则面尘，脱色。盖木主五色，入心为赤，入肾为黑，以肝木藏血而华色，木荣则阳火发露而光华，木枯则阴水郁堙而晦黑。木者，水母而子火，火明而水黯故也。得之数十日，医吐下之不愈者，支饮粘瘀，湿热缠绵，非用防己、石膏，不能泻也。实者三日复发，以湿热在下，病根伏留而不除也。

木防己汤九十八

木防己三两　石膏鸡子大一枚　人参四两　桂枝二两

上四味，以水六升，煮取二升，分温再服。

木防己去石膏加茯苓芒硝汤九十九

木防己三两　人参四两　桂枝二两　茯苓四两　芒硝三合

上五味，以水六升，煮取二升，去滓，内芒硝，再微煎，分温再服，微利则愈。

痰饮二十二

假令瘦人脐下有悸，吐涎沫而颠眩，此水也，五苓散主之。

瘦人气弱，不能消水，水停木郁，风动根摇，故脐下振悸。肺气不降，津液淫蒸，故涌吐涎沫。君相失根，神魂旋转，故颠冒眩晕。此缘水泛而土湿，五苓散，二苓、泽泻，利水而泻湿，白术、桂枝，燥土而疏木也。

五苓散—百

方见《伤寒·太阳》

茯苓三分　猪苓三分，去皮　泽泻—两—分　白术三分　桂枝
二分

上五味，为末，白饮服方寸匕，日三服，多服暖水，汗
出愈。

痰饮二十三

卒呕吐，心下痞，膈间有水，眩悸者，小半夏加茯苓汤
主之。

卒然呕吐，心下痞闷，膈间有水，头眩心悸者，小半夏加茯
苓汤，生姜、半夏，降逆而止呕，茯苓泄水而消满也。

小半夏加茯苓汤百—

半夏—升　生姜半斤　茯苓四两

上三味，以水七升，煮取一升五合，分温再服。

痰饮二十四

心下有支饮，其人苦冒眩，泽泻汤主之。

饮停心下，阳不归根，升浮旋转，则生冒眩，此由土败水侮，
故支饮上停。泽泻汤，白术补中而燥土，泽泻利水而排饮也。

泽泻汤百二

泽泻五两　白术二两

上二味，以水二升，煮取一升，分温再服。

痰饮二十五

呕家本渴，渴者为欲解，今反不渴，心下有支饮故也，小半

夏汤主之。

呕家津伤燥动，本当发渴，渴者，为饮去而欲解也。今呕吐之后，反不作渴，此心下有支饮，阻格君相之火，逆刑肺金，是以作渴。渴而饮水，不能消受，是以作呕。新水虽吐，而支饮未去，是以呕后不渴。小半夏汤，半夏、生姜，降冲逆而排水饮也。

小半夏汤百三

半夏一升　生姜半斤

上二味，以水七升，煮取一升半，分温再服。

痰饮二十六

先渴后呕，为水停心下，此属饮家，小半夏加茯苓汤主之。

水停心下，火升作渴。饮而新水又停，是以作呕。

痰饮二十七

支饮胸满者，厚朴大黄汤主之。

支饮居胆肺之部，清气郁阻，胸膈壅满，此胃土堙塞，绝其降路也。厚朴大黄汤，枳、朴，降逆而消满，大黄泻胃而通瘀也。

厚朴大黄汤百四

此即小承气汤，而分两不同。

厚朴一尺　枳实四枚　大黄六两

上三味，以水五升，煮取二升，分温再服。

痰饮二十八

支饮不得息，葶苈大枣泻肺汤主之 (方见肺痈)。

支饮壅阻，肺气不得布息，葶苈大枣泻肺汤，葶苈泻湿而利肺气，大枣补土而保脾精也。

痰饮咳嗽二十九

咳家，其脉弦，为有水，十枣汤主之。

咳家脉弦，此为有水，缘湿旺木郁，是以脉弦，疏泄不行，是以有水。宜十枣汤，补土而泻水也。

痰饮咳嗽三十

夫有支饮家，咳烦胸中痛者，不卒死，至一百日，或一岁，宜十枣汤。

咳烦胸痛者，支饮阻格，胆肺不降也，其病虽久，而支饮未去，犹宜十枣汤也。

痰饮咳嗽三十一

久咳数岁，其脉弱者，可治，实大数者，死，其脉虚者，必苦冒，其人本有支饮在胸中故也，治属饮家。

久咳数岁，是肺胃之常逆也。其脉弱者，土金未败，犹为可治。实大数者，肺胃上逆，阳气绝根，土败于甲木，金败于相火，是以死也。其脉虚者，必苦昏冒，以其人本有支饮在胸中，格其阳气故也，治法属之饮家。

痰饮咳嗽三十二

咳逆倚息不得卧，小青龙汤主之。

咳嗽气逆，倚物布息，不得眠卧，此支饮在膈，气阻而不降也。小青龙汤，麻黄、桂、芍，发汗而泄水，五味、姜、辛，下气而止咳，甘草、半夏，补中而降逆也。

痰饮咳嗽三十三

青龙汤下已，多唾，口燥，寸脉沉，尺脉微，手足厥逆，气从小腹上冲胸咽，手足痹，其面翕热如醉状，因复下流阴股，小便难，时复冒者，与茯苓桂枝五味甘草汤，治其气冲。

青龙汤服下之后，若多唾，口燥，寸脉沉而尺脉微，手足厥逆，气从少腹上冲胸咽，是汗后阳亡而风木郁冲也。伤寒汗后阳亡，土湿水寒，木郁风动，则发奔豚，此亦奔豚之大意也。多唾口燥者，风木耗津而肺气上熏也。寸沉而尺微，上下之阳俱虚也。手足厥逆，土败而四肢失温也。气从少腹上冲胸咽，风木之上奔也。其面翕热如醉状，因复下流阴股，阳明循面下行，风木郁冲，阳明逆行，故面热，升已而降，则流于阴股。手足痹者，汗泄血中温气，经络闭塞而不行也。小便难者，土湿木郁，不能疏泄也。时复冒者，饮阻阳气，升浮无根也。此宜与茯苓桂枝五味甘草汤，治其冲气，茯苓、桂枝，泻水而下乙木之冲，甘草、五味，培土而降辛金之逆也。

茯苓桂枝五味甘草汤百五

茯苓四两　桂枝四两，去皮　五味半升　甘草三两，炙
上四味，以水八升，煮取三升，去滓，分温三服。

痰饮咳嗽三十四

冲气即低，而反更咳，胸满者，用桂苓五味甘草汤去桂加干姜细辛，以治其咳满。

服桂苓五味甘草后，冲气即低，而反更咳嗽而胸满者，乙木虽降，而辛金更逆也，用桂苓五味甘草去桂，加干姜、细辛利肺而降逆，以治其咳满也。

苓甘五味姜辛汤百六

茯苓四两　五味半升　甘草三两　干姜三两　细辛三两
上五味，以水八升，煮取三升，去滓，温服半升，日三服。

痰饮咳嗽三十五

咳满即止，而更复渴，冲气复发者，以细辛、干姜为热药

也，服之当遂渴，而渴反止者，为支饮也。支饮者，法当冒，冒者必呕，呕者复内半夏，以去其水。

服苓甘五味姜辛后，咳满即止。设其更觉发渴，冲气复发者，以细辛、干姜，本为热药，服之热伤肺津，应当遂时作渴，津亡燥动，风木乃发。若渴反止者，此为支饮内停也。支饮格其阳气，法当昏冒。冒者胃气升逆，必作呕吐。呕者复内半夏，以去其水饮而止呕吐也。

苓甘五味加姜辛半夏汤百七

茯苓四两　甘草三两　五味半升　干姜三两　细辛三两　半夏半升

上六味，以水八升，煮取三升，去滓，温服半升，日三服。

痰饮咳嗽三十六

水去呕止，其人形肿者，加杏仁主之。其证应内麻黄，以其人遂痹，故不内之。若逆而内之者，必厥。所以然者，以其人血虚，麻黄发其阳故也。

服苓甘五味姜辛半夏后，水去呕止，其人形肿者，此卫气之郁，宜加杏仁，利肺壅而泻卫郁。肿家应用麻黄，以泻卫气，以其人服小青龙后，阳随汗泄，手足麻痹，故不内之。若逆而内之者，必手足厥冷。所以然者，以汗泻血中温气，其人阴中之阳已虚，麻黄复泻其血中之阳气故也。

苓甘五味加姜辛半夏杏仁汤百八

细辛三两　甘草三两　五味半升　干姜三两　茯苓四两　半夏半升　杏仁半升，去皮

上七味，以水一斗，煮取三升，去滓，温服半升，日三服。

痰饮咳嗽三十七

若面热如醉，此为胃热上冲熏其面，加大黄以利之。

服小青龙后，其面翕热如醉，此胃热上冲，熏蒸其面。若服苓甘五味姜辛半杏之后，此证犹存，宜加大黄以利之，则胃热清矣。

苓甘五味加姜辛半杏大黄汤百九

茯苓四两　甘草三两，炙　五味半升　干姜三两　细辛三两半夏半升，洗　杏仁半升，去皮尖　大黄三两

上八味，以水一斗，煮取三升，去滓，温服半升，日三服。

›› 附方

《外台》 茯苓饮七

治心胸中有停痰宿水，自吐出水后，心胸间虚，气满，不能食。消痰气，令能食。

茯苓三两　人参三两　白术三两　枳实二两　橘皮二两半　生姜四两

上六味，以水六升，煮取一升八合，分温三服，如人行八九里进之。

金匮悬解卷十五

内伤杂病

》肺痿肺痈咳嗽上气十三章

　　肺痿、肺痈者，咳嗽上气之标，咳嗽上气者，肺痿、肺痈之本。肺痿之病，内亡津液而伤火燥，肺痈之病，外感风邪而伤湿热。溯其原委，即咳嗽上气之积渐而成者，而咳嗽上气之由来，则因于胃气之逆也。故仲景诸方，温凉补泻，立法非一，而总以中气为主。未有土死而金生者，亦未有土生而金死者。见子而顾母，仲景诸方，未尝泻金而败土也。

　　盖咳嗽痰喘，悉缘中气之败，后世庸工，但知清金泻火，不知照顾中气。其下者，复加以滋阴补水之药，中气沦亡，未有不死者。虚劳咳嗽，未必即死，而最难逃者，庸工之毒手，横览夭枉，惕目惊心，天乎？人乎？可不解也。

》肺痿肺痈五章

肺痿一

　　问曰：热在上焦者，因咳为肺痿，肺痿之病，从何得之？师曰：或从汗出，或从呕吐，或从消渴小便利数，或从便难，又被快药下利，重亡津液，故得之。曰：寸口脉数，其人咳，口中反有浊唾涎沫者何？师曰：为肺痿之病。若口中辟辟燥，咳即胸中隐隐痛，脉反滑数，此为肺痈，咳唾脓血。脉数虚者为肺痿，数

142

实者为肺痈。

热在上焦者，因咳嗽而为肺痿，肺痿之病，由于津亡而金燥也。溯其原来，或从汗出而津亡于表，或从呕吐而津亡于里，或从消渴便数而津亡于前，或从胃燥便难，津液原亏，又被快药下利，重亡津液而津亡于后，故得之也。寸脉虚数，咳而口中反有浊唾涎沫者，此为肺痿。若口中辟辟干燥，咳即胸中隐隐作痛，脉反滑数，此为肺痈。脉数而虚者，为肺痿，脉数而实者，为肺痈。肺痿因于燥热，故数虚而无脓，肺痈因于湿热，故数实而有脓也。

盖痿者，痿软而不振也。人之所以精神爽健者，肺气清也，肺热而金烁，则气耗而体倦，是以痿靡而废弛也。《素问·痿论》：肺主身之皮毛，肺热叶焦，则皮毛虚弱急薄，着则生痿躄也。肺者，脏之长也，心之盖也，有所失亡，所求不得，则发肺鸣，鸣则肺热叶焦，故曰：五脏因肺热叶焦，发为痿躄，此之谓也。五脏各有痿，而五脏之痿，则以肺痿为根。缘肺主气而气化津，所以浸灌五脏。五脏之气，皆受于肺，气耗而津枯，五脏失滋，是以痿也。五脏之痿，因于肺热，而肺热之由，则又原于阳明之燥，故治痿独取阳明。阳明虽化气于燥金，而燥金实受气于阳明，以金生土故也。

肺痈二

问曰：病咳逆，脉之何以知其为肺痈？当有血脓，吐之则死。其脉何类？师曰：寸口脉微而数，微则为风，数则为热，微则汗出，数则恶寒。风中于卫，呼气不入，热过于营，吸而不出。风伤皮毛，热伤血脉。风舍于肺，其人则咳，口干喘满，咽燥不渴，多唾浊沫。时时振寒。热之所过，血为之凝滞，蓄结痈脓，吐如米粥。始萌可救，脓成则死。

寸口脉微而数，微则为风泄于表，数则为热郁于里。微为风泄，则窍开而汗出，数为热郁，则阴束而恶寒。风则伤卫，风愈泄而卫愈闭，呼气不能入，热则伤营，卫有闭而营莫泄，吸气不能出也（出气为呼，风泄于外，譬犹呼气，泄而不开，是呼气不入。入气为吸，气闭于内，譬犹吸气，闭而不泄，是吸气不出）。风邪外伤其皮毛，热邪内伤其血脉。风伤皮毛，故风舍于肺，皮毛闭塞，肺气壅阻，则生咳嗽，口干喘满，咽燥不渴，多吐浊沫，时时振寒。热伤血脉，故热过于营，血脉凝滞，瘀蒸腐败，化为痈脓，痈脓蓄结，吐如米粥。始萌可救，脓成则死，盖肺痈之病，因胸膈湿盛，外感风邪，肺气壅遏，湿郁为热，表则寒热兼作，里则瘀浊淫蒸，营血腐烂，化而为脓，久而肺脏溃败，是以死也。

肺痿三

肺痿吐涎沫而不咳者，其人不渴，必遗尿，小便数，所以然者，以上虚不能制下故也。此为肺中冷，必眩，多涎唾，甘草干姜汤以温之。若服汤已渴者，属消渴。

肺痿之病，金被火刑，必咳而渴，若但吐涎沫而不咳者，则其人不渴，必当遗尿而小便数。所以然者，以上虚不能制下，气不摄水故也。此为肺中寒冷，必头目眩晕，多吐涎唾。以其肺胃寒滞，阳不归根，是以发眩。气不四达，是以多涎。甘草干姜汤，甘草补中而培土，干姜温肺而降逆也（此肺痿之寒者）。

甘草干姜汤百十

方见《伤寒·太阳》。

甘草四两　干姜二两

上㕮咀，以水三升，煮取一升五合，去滓，分温再服（原方阙载，取《伤寒》补）。

肺痈四

咳而胸满，振寒，脉数，咽干不渴，时出浊唾腥臭，久久吐脓如米粥者，为肺痈，桔梗汤主之。

咳而胸满振寒者，肺气郁阻，阳为阴闭也。脉数者，肺气不降，金被火刑也。咽干不渴者，咽燥而肺湿也。时出浊唾腥臭者，肺金味辛而气腥，痰涎瘀浊，郁蒸而腐化也。久而痈脓上吐，形如米粥，此为肺痈。桔梗汤，桔梗行瘀而排脓，甘草泄热而保中也。

桔梗汤百十一

方见《伤寒·少阴》

桔梗一两　甘草二两

上二味，以水三升，煮取一升，分温再服，则吐脓血也。

肺痈五

肺痈，喘不得卧，葶苈大枣泻肺汤主之。

肺痈，喘不得卧，肺郁而气逆也。此缘土虚湿旺，浊气痞塞，腐败瘀蒸，肺无降路。葶苈大枣泻肺汤，大枣补脾精而保中气，葶苈破肺壅而排脓秽也。

葶苈大枣泻肺汤百十二

葶苈熬令黄色，捣，丸如弹子大　大枣十二枚

上，先以水三升，煮枣，取二升，去枣，内葶苈，煮取一升，顿服。

≫ 咳嗽上气八章

咳嗽上气六

上气喘而躁者，为肺胀，欲作风水，发汗则愈。

咳嗽上气，喘而躁烦者，此为肺胀而气阻也。气为水母，此欲作风水。以风中皮毛，遏闭肺气，不能调水道而输膀胱也。《素问·五脏生成论》：咳嗽上气，厥在胸中，过在手阳明太阴。手阳明升则化气，手太阴降则化水，咳嗽上气，辛金不降，无以行水，欲作风水之兆也。发汗以泻其皮毛而消肺胀，则愈矣。

咳嗽上气七

上气①，面浮肿，肩息②，其脉浮大，不治，又加利尤甚。

咳嗽上气，壅于头面，是以浮肿。喘息肩摇，是谓肩息。其脉浮大者，阳根下绝，此为不治。又加下利，中气败泄，尤为甚也。

咳嗽上气八

咳而上气，此为肺胀，其人喘，目如脱状，脉浮大者，越婢加半夏汤主之。

咳而上气，此为肺气胀满，其人喘阻，肺气上冲，目如脱状。脉浮大者，是表邪外束而里气上逆也。越婢加半夏汤，姜、甘、大枣，培土而和中，石膏、麻黄，清金而发表，半夏降逆而下冲也。

越婢加半夏汤百十三

麻黄六两　　石膏半斤　　甘草二两　　大枣十五枚　　生姜三两　　半夏半升

上六味，以水六升，先煮麻黄，去上沫，内诸药，煮取三升，分温三服。

咳嗽上气九

肺胀，咳而上气，烦躁而喘，脉浮者，心下有水，小青龙加石膏汤主之。

---

① 上气：指气逆而喘。
② 肩息：指呼吸时两肩上耸，呼吸极为困难。

肺胀，咳而上气，烦躁而喘，脉浮者，此心下有水，阻格金火降路，气阻而发喘咳，肺热而生烦躁也。小青龙加石膏汤，甘草、麻、桂，补中气而泻营卫，芍药、半夏，清胆火而降胃逆，姜、辛、五味，下冲气而止咳喘，石膏凉肺蒸而除烦躁也。积水化汗而外泄，诸证自愈矣。

小青龙加石膏汤百十四

麻黄三两　桂枝三两　甘草三两　芍药三两　半夏半升　细辛三两　干姜三两　五味半升　石膏二两

上九味，以水一斗，先煮麻黄，去上沫，内诸药，煮取三升，强人服一升，羸者减之，日三服，小儿服四合。

咳嗽上气十

咳而脉浮者，厚朴麻黄汤主之。咳而脉沉者，泽漆汤主之。

咳而脉浮者，其病在上，是表邪外束，里气上逆，肺金郁格而不降也。厚朴麻黄汤，麻黄发表而散寒，石膏、小麦，清金而润燥，朴、杏、姜、辛、半夏、五味，破壅而降逆也。咳而脉沉者，其病在下，是水邪上泛，相火壅阻，肺金伤克而不归也。泽漆汤，人参、甘草，补中而培土，生姜、半夏，降逆而驱浊，紫参、白前，清金而破壅，桂枝、黄芩，疏木而泻火，泽漆决瘀而泻水也（脉法：浮为在表，表有寒邪，故用麻黄）。

厚朴麻黄汤百十五

厚朴五两　杏仁半升　半夏半升　干姜二两　细辛二两　五味半升　石膏如鸡子大　小麦一升　麻黄四两

上九味，以水一斗二升，先煮小麦熟，去滓，内诸药，煮取三升，温服一升，日三服。

泽漆汤百十六

泽漆一升，以东流水五斗，煮取一斗五升　人参三两　甘草三两　生姜五两　半夏半升　白前五两　紫参五两　桂枝三两　黄芩三两

上九味，咬咀，内泽漆汁中，煮取五升，温服五合，至夜尽。

咳嗽上气十一

咳而上气，喉中水鸡声，射干麻黄汤主之。

风寒外闭，肺气郁阻，逆冲咽喉，泻之不及，以致呼吸堵塞，声如水鸡。此缘阳衰土湿，中气不运，一感外邪，里气愈郁。胃土上逆，肺无降路，而皮毛既阖，不得外泄，是以逆行上窍，冲塞如此。射干麻黄汤，射干、紫菀、款冬、五味、细辛、生姜、半夏，下冲逆而破壅塞，大枣补土而养脾精，麻黄发汗而泻表寒也（此即伤风齁喘之证）。

射干麻黄汤百十七

射干十二枚　紫菀三两　款冬三两　五味半升　细辛三两　生姜四两　半夏半升　大枣七枚　麻黄四两

上九味，以水一斗二升，先煮麻黄两沸，去上沫，内诸药，煮取三升，分温三服。

咳嗽上气十二

火逆上气，咽喉不利，止逆下气者，麦门冬汤主之。

土虚胃逆，相火莫降，刑克辛金，肺气逆冲，上窍壅塞，故火逆上气，咽喉不利。麦门冬汤，甘、枣、参、粳，补中而化气，麦冬、半夏，清金而降逆也。

麦门冬汤百十八

麦门冬七升　半夏一升　人参二两　甘草二两　粳米三合　大枣十二枚

上六味，以水一斗二升，煮取六升，温服一升，日三夜一服。

咳嗽上气十三

咳逆上气，时时唾浊，但坐不得眠，皂荚丸主之。

咳逆上气，时时唾浊，但能坐而不得眠，此肺气之壅闭也。皂荚丸，利气而破壅，故能主之。

皂荚丸百十九

皂荚八两，刮去皮，用酥炙

上一味，末之，蜜丸，梧子大，以枣膏和药，服三丸，日三夜一服。

›› 附方

《千金》生姜甘草汤八

治肺痿咳唾涎沫不止，咽燥而渴。

生姜五两　甘草四两　人参三两　大枣十五枚

上四味，以水七升，煮取三升，分温三服。

《千金》炙甘草汤九

方见《伤寒·少阳》

治肺痿涎唾多，心中温温液液者（方在虚劳）。

《外台》 桔梗白散十

方见《伤寒·太阳》

治咳而胸满，振寒脉数，咽干不渴，时出浊唾腥臭，久久吐脓如米粥者，为肺痈。

桔梗三分　贝母三分　巴豆一分，去皮，熬，研如脂

上三味，为散，强人饮服半钱匕，羸者减之。病在膈上者，吐脓，在膈下者，泻出。若下多不止，饮冷水一杯即定。

肺痈，胸胀满，一身面目浮肿，鼻塞清涕出，不闻香臭酸辛，咳逆上气，喘鸣迫塞，葶苈大枣泻肺汤主之（此条系黄氏所缺，依《要略》本补之）。

金匮悬解卷十六

内伤杂病

〉〉 胸痹心痛短气九章

胸痹、心痛之病，浊阴逆犯清阳，责在肝肾之阴盛，心肺之阳虚，而其原，总由于中气之败。胃逆则浊阴不降，脾陷则清阳不升，是寒水凌火，风木贼土之根本也。阳宜降也，阳中之浊气宜降而清气不宜降，阴宜升也，阴中之清气宜升而浊气不宜升。浊气升而清气降，则阳陷于下而阴填于上，清虚冲和之位，变而为痞满结硬之所。阴贼横逆，宫城填塞，君主失守，阳神奔败，此胸痹、心痛所由也。

失升降之职，易阴阳之部，非缘中气亏败，何至于此！仲景于散结开痹之中，而示人参一汤，所谓握要而警策者矣。

胸痹心痛一

师曰：夫脉当取太过不及，阳微阴弦，即胸痹而痛，所以然者，责其极虚也，今阳虚知在上焦，所以胸痹、心痛者，以其阴弦故也。

诊脉当取其太过不及，以定虚实。寸为阳，尺为阴，寸旺于尺，人之常也，寸微是阳虚于上，尺弦是阴盛于下。弦为肝脉，应见于左关，尺弦者，水寒不能生木，木郁于水而不升也。木不升则脾必陷，肝脾所以升清阳，肝脾郁陷，清阳不升，是寸之所以微也。阳不敌阴、则阴邪上犯，浊气填塞，是以胸痹。宫城逼

窄，是以心痛。所以然者，责其上焦之清阳极虚也。阳在上，今
寸微阳虚，因知病在上焦，其上焦所以胸痹而心痛者，以其尺脉
之弦。阴盛而侵微阳，上凌清位，窒塞而不开，冲击而不宁也
（此脉之不及而病虚者）。

胸痹短气二

平人无寒热，短气不足以息者，实也。

若夫平人外无寒热之表证，忽而短气不足以息者，此必隧道
壅塞而不通，或有宿物阻格而不达，是实证也。实则宜泻，当以
行瘀开闭之方，除旧布新之法，排决郁陈，则气降而息顺矣（此
脉之太过而病实者）。

胸痹心痛短气三

胸痹之病，喘息咳唾，胸背痛，短气，寸口脉沉而迟，关上
小紧数，栝楼薤白白酒汤主之。

胸痹之病，凡喘息咳唾，即胸背疼痛，短气喘促，寸口之脉
沉而迟，关上之脉小而紧数，是中气不运，浊阴上逆，气道痞塞
而不通也。栝楼薤白白酒汤，栝楼涤瘀而清烦，薤白、白酒，开
壅而决塞也。

栝楼薤白白酒汤百二十

栝楼实一枚，捣　薤白三两　白酒七斤
上三味，同煮，取二升，分温再服。

胸痹心痛四

胸痹不得卧，心痛彻背者，栝楼薤白半夏汤主之。

胸痹不得眠卧，心痛彻背者，是阴邪上填，冲逼心宫，而胸
膈痞塞，气无前降之路，膈上莫容，是以后冲于脊背也。栝楼薤
白半夏汤，栝楼涤瘀而清烦，薤白、白酒、半夏，破壅而降逆也。

栝楼薤白半夏汤百二十一

栝楼实一枚，捣　薤白三两　白酒一斗　半夏半升

上四味，同煮，取四升，温服一升，日三服。

胸痹心痛五

胸痹，心中痞，留气结在胸，胸满，胁下逆抢心，枳实薤白桂枝汤主之，人参汤亦主之。

胸痹，心中痞塞，浊气留结在胸，胸膈壅闷，胁下气逆，上抢于心，是皆胆胃逆升，浊阴不降之故也。枳实薤白桂枝汤，枳、朴、薤白，破壅塞而消痹结，栝楼、桂枝，涤浊瘀而下冲气也。人参汤，参、术燥土而益气，姜、甘温中而缓急，亦主治之。

枳实薤白桂枝汤百二十二

枳实四枚　厚朴四两　栝楼一枚，捣　薤白半斤　桂枝一两

上五味，以水五升，先煮枳实、厚朴，取二升，去滓，内诸药，煮数沸，分温三服。

人参汤百二十三

人参三两　白术三两　甘草三两　干姜三两

上四味，以水八升，煮取三升，温服一升，日三服。

胸痹短气六

胸痹，胸中气塞，短气，茯苓杏仁甘草汤主之，橘枳生姜汤亦主之。

胸痹，胸中气塞，短气，是土湿胃逆，浊气痞塞，肺无降路，是以短气。肺气埂塞，则津液凝瘀，而化痰涎。茯苓杏仁甘草汤，杏仁利气而破壅，苓、甘，补土而泻湿也。橘枳生姜汤，

橘皮破凝而开郁，枳、姜，泻满而降浊也。

茯苓杏仁甘草汤百二十四

茯苓三两　杏仁五十枚　甘草一两

上三味，以水一斗，煮取五升，温服一升，日三服。不差，更服。

橘枳生姜汤百二十五

橘皮一斤　枳实三两　生姜半斤

上三味，以水五升，煮取二升，分温再服。

胸痹七

胸痹缓急者，薏苡附子散主之。

胸痹缓急者，水土湿寒，浊阴上逆，肺气郁阻，胸膈闭塞。证有缓急不同，而总属湿寒。薏苡附子散，薏苡泻湿而降浊，附子驱寒而破壅也。

薏苡附子散百二十六

薏苡十五两　附子十枚，炮

上二味，杵为散，服方寸匕，日三服。

胸痹心痛八

心中痞，诸逆，心悬痛，桂枝生姜枳实汤主之。

心中痞塞，诸气上逆，心悬作痛，以胆胃不降，胸膈郁满，阻碍厥阴升路，冲击作疼。桂枝生姜枳实汤，枳、姜，降浊而泻痞，桂枝疏木而下冲也。

桂枝生姜枳实汤百二十七

桂枝三两　生姜三两　枳实五两

上三味，以水六升，煮取三升，分温三服。

胸痹心痛九

心痛彻背，背痛彻心，乌头赤石脂丸主之。

寒邪冲逆，凌逼心君，故心背彻痛。乌头赤石脂丸，乌、附、椒、姜，驱寒邪而降逆，赤石脂护心君而止痛也。

乌头赤石脂丸百二十八

乌头一分，炮　蜀椒一分（一法二分）　干姜一两（一法一分）附子半两（一法一分）　赤石脂一两（一法二分）

上五味，末之，蜜丸，如梧子大，先食服一丸，日三服。不知，稍加服。

›› 附方

九痛丸十一

治九种心痛。兼治卒中恶，腹胀满，口不能言。又治连年积冷，流注，心胸痛，并冷气上冲，落马坠车等皆主之。

附子三两，炮　巴豆一两，去皮，熬，研如脂　生狼牙一两吴茱萸一两　人参一两　干姜一两

上六味，末之，炼蜜丸，如梧子大，酒下，强人初服三丸，日三服，弱者服二丸。

狼牙，疮家敷洗之药，用之心痛方中，甚属无谓。去此一味，换橘皮一两，减巴豆十分之七可也。

金匮悬解卷十七

内伤杂病

›› 腹满寒疝宿食二十五章

腹满、寒疝、宿食，病之相因者也。寒水风木之邪，合而贼土，土湿脾陷，迫于风木之侵，滞塞不运，是以胀满，所谓肾气实则胀者（《素问》语）。虽寒水之侮土，其中未尝无木邪也，风木上郁而克湿土，则为胀满，风木下郁而陷寒水，则为疝瘕。寒疝者，风木之下郁于寒水而凝结者也。土之所以化谷者，火也，寒盛火衰，水谷不化，是谓宿食。宿食既停，壅遏中气，变虚而为实，故宜攻下。攻下虽行，而其始实属寒因。则此三证，悉以寒为病本，总因于少阴之胜，跌阳之负也。

›› 腹满十七章

腹满一

跌阳脉微弦，法当腹满，不满者，必便难，两胠疼痛，此虚寒从下上也，当以温药服之。

跌阳，胃脉，在足跌上（即冲阳也）。微弦者，肝胆之气也。脉见微弦，则木邪克土，戊土贼于甲木，胃逆而浊气不降，法当腹满。若不腹满者，则甲木不贼戊土，乙木必贼己土，脾陷而清气不升，法当便难，以脾陷肝郁，不能行其疏泄之令也。肝胆之脉，行于胁肋，若见两胠疼痛，此虚寒之气，从下而上也。

当以温药服之，温暖水土，以舒木气也。盖木生于水，木气之郁，必因水寒，水位在下，木位在左右胁肋之间，两胠疼痛，是木气之郁，此必寒水之气从下而上侵于木位也。

腹满二

寸口脉弦者，即胁下拘急而痛，其人啬啬恶寒也。

趺阳以候阳明，寸口以候太阴，寸口脉弦者，肝木之克脾土也。木邪郁迫，经气不舒，故胁下拘急而痛，木郁阳陷。阴邪外束，其人当啬啬恶寒也（啬啬者，皮毛振疏，战栗不宁之义也）。此申明上章之义也。

腹满三

腹满时减，复如故，此为寒，当与温药。

阳清而阴浊，清则通而浊则塞，中气痞塞，是以满也。腹满时减，复如故者，阳有时而复，故减，阴有时而胜，故复如故。阴易胜而阳难复，是以减不逾时而旋即如故。此为阴胜而内寒，非有陈宿之阻格，当与温药，以驱寒邪也。

腹满四

夫中寒家，喜欠，其人清涕出，色和者，善嚏。

欠者，开口出气。《灵枢·口问》：卫气昼行于阳，夜行于阴，阴者主夜，夜者卧。阳者主上，阴者主下，故阴气积于下。阳气未尽，阳引而上，阴引而下，阴阳相引，故数欠。中寒之家，阴气下盛，招引阳气，引则阳陷，而阳性升浮，随引即升，一陷一升，是以有欠，常引常升，故喜欠也。缘其阴盛阳衰，升气少而降令多，不必日暮而阴常司权故也。清涕出者，肺气之上熏也。肺气郁阻，不得下达，则上熏鼻窍而生清涕。鼻孔窄狭，积气不能畅泄，故冲激而为嚏喷。以其中气虚寒，枢轴不运，肺无下降之路，因而逆行上窍，肺气熏冲，是以清水常流而嚏喷恒作。然欲涕而即出，犹是上焦阳气之稍盛者，阳稍盛，则颜色和也。

腹满五

中寒，其人下利，以里虚也，欲嚏不能，此人肚中寒。

中寒，其人大便下利，以其里阳之虚也。若欲嚏不能，此人肚中阳虚而寒盛也。《灵枢·口问》：阳气和利，满于心，出于鼻，则为嚏。嚏者，肺气逆行，蓄极而通，而泄路迫狭，故激而为响。至于欲嚏不能，则气虚寒盛，较上之善嚏者，又不如也。

腹满六

病者痿黄，燥而不渴，胸中寒实而利不止者，死。

病者痿弱发黄，咽喉干燥而实不觉渴，是湿旺而土郁也。土气困乏，则痿靡不振。木气不达，则入土化黄（木主五色，入土为黄）。木郁风动，则咽喉干燥。水胜土湿，则不渴。若胸中寒实而下利不止者，火渐金冷，土败木贼，阳无复机，必主死也。

腹满七

夫瘦人绕脐痛，必有风冷，谷气不行，而反下之，其气必冲，不冲者，心下则痞。

瘦人阳气衰乏，绕脐痛楚，腹中必有风冷之邪壅遏，谷气不得运行。寒水风木，合而贼土，冲突击撞，是以痛也。而反下之，败其微阳，阴邪无制，其气必冲。若不冲于膈上，必填于心下，心下痞硬之证，于是作也。

腹满八

其脉数而紧乃弦，状如弓弦，按之不移。脉数弦者，当下其寒。脉紧大而迟者，必心下坚。脉大而紧者，阳中有阴，可下之。

其脉数而兼紧，此乃弦脉，其状如弓弦硬直，按之不能移动，是中气虚寒，木邪克土之诊。脉数弦者，寒气凝结，当以温药下其积寒。脉紧大而迟者，浊阴上逆，必心下痞坚。以大为阳明之脉，胃气上逆，壅碍胆经降路，甲木逼迫，胃口结滞，故心下坚硬，紧大而迟，则心下之坚，全是阴邪结聚。缘阳位一虚，则阴邪乘虚而上凑，非冲塞于胸膈，则痞结于心下也。凡脉大而紧者，是为阳中有阴，可以温药下之。《伤寒·脉法》：紧则为寒，内外之寒，皆令脉紧。外紧而内大者，阴盛而外束也。阳为阴束，鼓宕不能外发，故内大而为紧。内紧而外大者，阴盛而内格也。阳为阴格，浮动不能内交，故外大而内紧。积阴内凝，非下不去，是以可下。下宜温药，大黄附子汤，是其法也。

腹满九

病者腹满，按之不痛为虚，痛者为实，可下之。舌黄未下者，下之黄自去。

病者腹中胀满，按之不痛为虚，虚满而未至滞塞也，痛者为实，实满而已至壅阻也。陈宿凝瘀，是可下之。舌黄者，湿气乘心，故舌起黄胎。以心窍于舌，土性湿而色黄也。痛满因于气滞，气滞必缘土湿，舌胎黄色，湿之外候，其未下者，下之湿气内泻，则黄色外退矣。

腹满十

腹中寒气，雷鸣切痛，胸胁逆满，呕吐，附子粳米汤主之。

腹中寒气，雷鸣切痛者，水寒木郁，肝气梗涩。而怫怒冲突，必欲强行，气转肠鸣，声如雷引，排触击撞，是以痛切，胸胁逆满。呕吐者，胆胃上逆，经络壅塞，浊气熏冲，则生呕吐。附子粳米汤主之，粳米、甘、枣，补土而缓中，半夏、附子，降逆而驱寒也。

附子粳米汤百二十九

附子一枚，炮　半夏半升　甘草一两　大枣十枚　粳米半升上五味，以水八升，煮米熟汤成，去滓，温服一升，日三服。

腹满十一

心胸中大寒痛，呕不能饮食，腹中寒，上冲皮起，出见有头足，上下痛而不可触近，大建中汤主之。

心胸大寒痛，呕不能饮食者，土火俱败，寒水上凌，胃气奔逆，不能下降也。腹中寒气，上冲皮起，头足出现，上下走痛而不可触近者，寒水与风木合邪，肆行无畏，排击冲突，势不可当也。大建中汤，胶饴、人参，培土而建中，干姜、蜀椒，补火而温寒也。

大建中汤百三十

干姜四两　蜀椒二合，炒去汗　人参一两

上三味，以水四升，煮取二升，去滓，内胶饴一升，微火煎取一升半，分温再服。如一炊顷，可饮粥二升，后更服，当一日食糜粥，温覆之。

腹满十二

寒气厥逆，赤丸主之。

寒气厥逆，寒气在内，手足厥冷也。四肢秉气于脾胃，寒水侮土，四肢失秉，是以厥逆。寒水上凌，心火渐败，是宜泻寒水而护心君。赤丸，茯苓、乌头，泻水而驱寒湿，半夏、细辛，降浊而下冲气，真珠，保护心君而止瘀痛也。

赤丸百三十一

茯苓四两　乌头二两　半夏四两　细辛一两

上四味，末之，内真珠为色，炼蜜丸，如麻子大，先食酒下三丸，日再夜一服。不知，稍增之，以知为度（真珠即朱砂，非宝珠也）。

腹满十三

胁下偏痛，发热，其脉紧弦，此寒也，以温药下之，宜大黄附子汤。

胁下偏痛，发热，其脉紧弦，此脾土寒湿，肝木郁遏，以温药下其湿寒则愈矣，宜大黄附子汤，辛、附降逆而驱寒，大黄下积而破结也。

大黄附子汤百三十二

大黄三两　附子三枚，炮　细辛二两

上三味，以水五升，煮取二升，分温三服。若强人，煮取二升半，分温三服。服后如人行四五里，进一服。

腹满十四

腹满痛，发热十日，脉浮而数，饮食如故，厚朴七物汤主之。

腹满痛，发热十日，脉浮而数者，外感风邪，经腑皆郁。经气不泄，故发热脉浮，腑气不通，故腹满而痛。而饮食如故，则内证非寒。厚朴七物汤，姜、桂、甘、枣，解表而和中，枳、朴、大黄，泻满而攻里也。以小承气而合姜、桂、甘、枣，重用生姜，亦温下法也。

厚朴七物汤百三十三

厚朴半斤　枳实五枚　大黄三两　桂枝二两　甘草三两　大枣十枚　生姜五两

上七味，以水一斗，煮取四升，温服八合，日三服。呕者，加半夏五合。下利，去大黄。寒多者，加生姜至半斤。

腹满十五

痛而闭者，厚朴三物汤主之。

痛而内闭不通，必郁而生热，直用寒泻，不须温下。厚朴三物汤，枳、朴，泻其满，大黄通其闭也。

厚朴三物汤百三十四

此即小承气汤，而分两不同。

厚朴八两　枳实五枚　大黄四两

上三味，以水一斗二升，先煮二物，取五升，内大黄，煮取三升，温服一升。以利为度。

腹满十六

腹满不减，减不足言，当须下之，宜大承气汤（方在痉病）。

腹满时减，已复如故，此为寒也。今腹满不减，虽少减，而究不足言减，此非虚寒，是实邪也。内实，故常满而不减，当须下之，宜大承气汤也。

腹满十七

按之心下满痛者，此为实也，当下之，宜大柴胡汤。

心下满痛者，少阳之经郁迫阳明之腑也。少阳之经，由胃口而行两胁，胆胃上逆，经腑壅塞，故心下满痛。此为实也，法当下之，宜大柴胡汤，柴、芩、芍药，清解少阳之经，枳实、大黄，寒泻阳明之腑，半夏、姜、枣，降逆而补中也。

大柴胡汤百三十五

柴胡半斤　黄芩三两　芍药三两　半夏半升，洗　生姜五两
大枣十二枚　枳实四枚，炙　大黄二两

上八味，以水一斗二升，煮取六升，去滓，再煎取三升，温

服一升，日三服。

》寒疝三章

寒疝一

腹痛，脉弦而紧，弦则卫气不行，即恶寒，紧则不欲食，邪正相搏，即为寒疝，寒疝绕脐痛，若发则白津出，手足厥冷，其脉沉紧者，大乌头煎主之。

腹痛，脉弦而紧者，肝脉弦，肾脉紧，寒水风木之邪，合而克土，是以腹痛。弦则木郁阳陷，阴乘阳位，外束卫气，故卫气不行。阳郁不达，是以恶寒，紧则寒水侮土，胃气上逆，故不欲食。清阳下陷，上与阴邪相争，不能透围而出，木气郁沦，永坠寒水之中，即为寒疝。疝瘕同类，皆肾肝阴邪所凝结也。寒疝之病，水木合邪，以侵土位，常苦绕脐疼痛。若发则木气疏泄，肾精不藏，溲出白液。手足厥冷，其脉沉紧者，水寒而木郁也。宜大乌头煎，蜂蜜缓急迫而润风木，乌头泻湿淫而温寒水也（白津出，《素问·玉机真脏论》：脾传之肾，名曰疝瘕，少腹冤热而痛，出白。白津，即白淫之类也）。

大乌头煎 百三十六

乌头 大者五枚，熬，去皮，不㕮咀

上以水三升，煮取一升，去滓，内蜜二升，煎令水气尽，取二升，强人服七合，弱人服五合。不瘥，明日更服，不可一日再服。

寒疝二

寒疝，腹中痛，逆冷，手足不仁，若身疼痛，灸刺诸药不能治，抵当乌头桂枝汤主之。

寒疝，腹中痛，手足逆冷不仁者，肾肝之邪，合而贼土，土败而四肢失养也。或身上疼痛，灸刺诸药不能治，是脏病而经亦郁。病根在里，故但以灸刺诸药治其表，不能愈也。抵当乌头桂枝汤，乌头驱寒而逐湿，桂枝疏木而通经也。

乌头桂枝汤百三十七

乌头三枚　桂枝三两，去皮　芍药三两　甘草二两　大枣十二枚　生姜三两

上桂枝五味，以水七升，微火煮取三升，去滓，乌头一味，以水二升，煎减半，去滓，以桂枝汤五合合煎，令得一升后，初服二合，不知，即服三合，又不知，复加至五合。其知者，如醉状。得吐者，为中病。

寒疝三

寒疝，腹中痛，及胁痛里急者，当归生姜羊肉汤主之。

寒疝，腹中痛，及胁痛里急者，风木寒郁，而克湿土也。当归生姜羊肉汤，当归滋木而息风，生姜、羊肉，行郁而温寒也。

当归生姜羊肉汤百三十八

当归三两　生姜五两　羊肉一斤

上三味，以水八升，煮取三升，温服七合，日三服。若寒多者，加生姜成一斤。痛多而呕者，加橘皮二两、白术一两。加生姜者，亦加水五升，煮取三升二合服之。

》宿食五章

宿食一

问曰：人病有宿食，何以别之？师曰：寸口脉浮而大，按之反涩，尺中亦微而涩，故知有宿食，大承气汤主之（方在痉病）。

宿食在胃，郁格表阳，故寸口脉浮大。阻碍里气，故按之梗涩。尺中亦微而涩者，尺中主里也。此段见《伤寒·可下》中。

宿食二

脉紧如转索无常者，有宿食也。脉紧，头痛风寒，腹中有宿食不化也。

脉紧如转索无常者，锤轮索转而不定，愈转则愈紧也。以水寒土湿，则食停不化，宿食在中，土气郁满，乙木抑遏，陷于寒水，不能上达，是以脉紧。甚而木郁阳陷，阴邪外乘，头痛风寒，形似外感，实乃腹中有宿食不化也。

宿食三

脉数而滑者，实也，此有宿食，下之愈，宜大承气汤。

脉数而滑者，宿食在中，阳气郁格，则脉滑数。

宿食四

下利不欲食者，此有宿食也，当下之，宜大承气汤。

此段见《伤寒·可下》中。宿食伤其胃气，陈腐不化，故恶闻食臭。

宿食五

宿食在上脘，当吐之，宜瓜蒂散。

此段见《伤寒·可吐》中。宿食未消，而在上脘，阻碍粮道，法当吐之，宜瓜蒂散。

瓜蒂散百三十九

方见《伤寒·太阳》

瓜蒂一分，熬　赤小豆一分，煮

上二味，杵为散，取一钱匕，以香豉一合，用热汤七合，煮作稀糜，去滓，取汁和散，温顿服之。不吐者，少加之，以快吐为度而止。

›› 附方

《外台》 柴胡桂枝汤_{十二}

治心腹卒痛者。

柴胡_{四两} 黄芩_{两半} 半夏_{二合半} 生姜_{两半} 人参_{两半} 甘草_{一两} 大枣_{六枚} 桂枝_{两半} 芍药_{两半}

上九味，以水六升，煮取三升，温服一升，日三服。

金匮悬解卷十八

内伤杂病

》跌蹶手指臂肿转筋狐疝蛔虫 七章

跌蹶、手指臂肿、转筋、狐疝、蛔虫，皆寒湿之病也。跌蹶之病，寒湿在足太阳之经。手指臂肿，寒湿在手太阴之脏。转筋之病，寒湿在足厥阴之经。狐疝之病，寒湿在足少阴之经。蛔虫之病，寒湿在足厥阴之脏。凡此五者，经脏非同，而病气则同也。假使土燥而水暖，则五者不生矣。

》跌蹶 一章

跌蹶一

师曰：病跌蹶，其人但能前，不能却，刺腨入二寸，此太阳经伤也。

病跌蹶，其人但能前，不能却者，足跗硬直，能前步而不能后移也。缘筋脉寒湿，缩急不柔，是以不能后却。阳明行身之前，筋脉松和，则能前步，太阳行身之后，筋脉柔濡，则能后移，今能前而不能却，是病不在前而在后，太阳经伤也。太阳之经，入腘中，贯腨内，出外踝，至小指之外侧，刺腨入二寸，泻太阳之寒湿，筋柔则能却矣（腨，足肚也。刺腨者，合阳、承筋之间也）。此脏腑经络篇所谓湿伤于下，寒令脉急者也。

›› 手指臂肿－章

手指臂肿二

病人常以手指臂肿动，此人身体瞤瞤者，藜芦甘草汤主之。

手、指、臂者，手三阳、三阴经之所循。手之三阴，自胸走手，手之三阳，自手走头，经气通畅，则不肿，经络壅阻，不能流行，则气血蓄积，结而为肿。气壅而莫泄，故鼓郁而为动也。动则瞤瞤振摇而不宁。此以胸有瘀浊，阻格经脉，气道不通，故至于此。藜芦甘草汤，藜芦吐其瘀浊，甘草和其中气也。

藜芦甘草汤 百四十

藜芦二两　甘草一两，炙

原方阙载。

›› 转筋－章

转筋三

转筋之为病，其人臂脚直，脉上下行，微弦。转筋入腹者，鸡屎白散主之。

转筋之为病，其人臂脚硬直，不能屈伸，其脉上下直行，微带弦象，此厥阴肝经之病也。肝主筋，筋脉得湿，则挛缩而翻转也。转筋入腹，则病势剧矣。鸡屎白散，泻其湿邪，筋和而舒矣。

鸡屎白散 百四十一

鸡屎白

上为散，取方寸匕，取水八合和。温服。

›› 狐疝一章

孤疝四

阴狐疝气者，偏有小大，时时上下，蜘蛛散主之。

阴狐疝气者，疝结阴囊，出没不测，状似妖孤也。左右二丸，偏有大小，时时上下，出入无常。此少阴、厥阴两经之病，由水寒木陷，肝气下郁而发。蜘蛛散，蜘蛛破瘀而消肿，桂枝疏木而升陷也。

蜘蛛散百四十二

蜘蛛十四枚，熬焦　桂枝半两

上二味，为散，取八分一匕，饮和，日再服。蜜丸亦可。

›› 蛔虫三章

蛔虫五

问曰：病腹痛，有虫，其脉何以别之？师曰：腹中痛，其脉当沉若弦，反洪大，故有蛔虫。

腹中痛者，肾肝之邪，水寒而木郁也。肾脉沉，肝脉弦，是其脉当沉若弦。乃反洪大，是木郁而生上热也。木郁热闭则虫生，故有蛔虫也。

蛔虫六

蛔虫之为病，令人吐涎心痛，发作有时，毒药不止，甘草粉蜜汤主之。

蛔虫之为病，令人吐涎沫而心痛，以肝心子母之脏，气通于心，其经夹胃口而贯膈，正由心旁，蛔者木气所化，木郁而上冲，故心痛也。心病则火炎而刑金，津液不布，故涎沫上涌。蛔有动止，故发作有时。毒药不止者，但知杀虫，而木郁不达也。甘草粉蜜汤，甘草补土，白粉杀虫，蜂蜜润燥而清风，滑肠而下积也。

甘草粉蜜汤百四十三

甘草二两　粉一两　蜜四两

上三味，以水三升，先煮甘草，取二升，去滓、内粉、蜜，搅令和，煎如薄粥，温服一升。差即止。

蛔虫七

蛔厥者，当吐蛔，令病者静，而复时烦，此为脏寒，蛔上入其膈，故烦，须臾复止，得食而呕，又烦者，蛔闻食臭出，其人当自吐蛔。蛔厥者，乌梅丸主之。

此段见《伤寒·厥阴篇》。蛔厥者，有蛔虫，而四肢厥冷，其证当见吐蛔。蛔虫在内，令病者有时静，而复有时烦，此因脏寒，不能安蛔。蛔虫避寒就温，上入其膈，故烦。蛔虫得温而安，须臾复止。及其得食，脏寒不能消化，随即呕出。呕时气冲蛔虫，蛔虫扰乱，是以又烦。蛔闻食气之上，随呕而出，故其人当自吐蛔。乌梅丸，乌梅、姜、辛，杀蛔止呕而降冲，人参、桂、归，补中疏木而润燥，椒、附，暖水而温下寒，连、柏，泻火而清上热也。盖厥阴之病，水寒不能生木，木郁而热发，故上有燥热而下有湿寒。乌梅丸上清燥热而下温湿寒，蛔厥之神方也。

乌梅丸百四十四

方见《伤寒》

乌梅三百枚　细辛六两　干姜十两　人参六两　桂枝六两　当归四两　蜀椒四两，去目　附子六两，炮　黄连一斤　黄柏六两上十味，异捣筛，合治之，以苦酒浸乌梅一宿，去核，蒸之五升米下，饭熟，捣成泥，和药令相得，内臼中，与蜜杵二千下，丸如梧子大，先食饮服十丸，日三服，稍加至二十丸。禁生冷滑臭等物。

金匮悬解卷十九

外 科

》疮痈肠痈浸淫 七章

疮痈者，营卫壅阻之病也。营气得寒，血脉凝涩，壅阻卫气，蓄积结硬，卫郁热盛，肉腐为脓。脓不泻则烂筋，筋烂则伤骨，骨伤则髓消。筋骨肌肉不相荣，经脉败漏，熏于五脏，脏伤则人死矣。浅者为痈，深者为疽。痈者，营卫之壅塞于外者也，疽者，气血之阻滞于内者也。疽之外候，皮夭而坚，痈之外候，皮薄以泽，阴阳之分也。

仲景于疮痈之门，独列肿痈、肠痈二种。肿痈即痈之浅者，肠痈即疽之深者，证不多举，而义已概矣。《灵枢》痈疽之篇，条绪繁多，不过此两者之传变而已，无烦详引也。

疮痈一

诸脉浮数，应当发热，而反洒淅恶寒，若有痛处，当发疮痈。

此段见《伤寒·脉法》。诸脉浮数，应当发热，而反洒淅恶寒，此热郁于内，不得外发，阳遏不达。故见恶寒。若有疼痛之处，则内热郁蒸，肉腐脓化，当发疮痈也。

疮痈二

师曰：诸痈肿，欲知有脓无脓，以手按肿上，热者为有脓，不热者为无脓。

内热盛，则蒸腐血肉而为脓。以手掩肿上，热者，是内热已盛，脓化结消，而阳气外达也，故知有脓。不热者，血肉肿结，阳郁未达，故知无脓。

疮痈三

问曰：寸口脉浮微而涩，法当亡血，若汗出，设不汗出者，云何？曰：若身有疮，被刀斧所伤，亡血故也。

寸口脉浮微而涩，气虚则浮微，血虚则涩。法当亡血，若汗出，以汗者，气血郁蒸而外泄，汗去则血消，血消则气亡。寸口脉浮微而涩，气血俱虚如此，是非亡血即汗出也。设不汗出，必当亡血。若夫身有疮痈，或被刀斧所伤，营血外亡，故脉如此。

肿痈四

肿痈者，少腹肿痞，按之即痛如淋，小便自调，时时发热，自汗出，复恶寒，其脉迟紧者，脓未成，可下之，当有血，脉洪数者，脓已成，不可下也，大黄牡丹皮汤主之。

肿痈者，少腹肿痞，痈之外在肌肉者也。肌肉臃肿，内阻肠胃之气，结而不行，故痞硬不软。按之里气愈阻，膀胱经脉壅塞，木气郁迫，故其痛如淋。病不及脐，水道无阻，故小便自调。阳气郁蒸，皮毛不阖，故发热汗出。而阳郁不能透泄，故仍复恶寒。其脉迟紧，则血肉凝塞，隧路不通。脓尚未成，可以下之，当有血也。脉洪数者，热盛脓成，不可下也。大黄牡丹皮汤，丹皮、桃仁、瓜子，排决其脓血，芒硝、大黄，洗荡其郁蒸也。

大黄牡丹皮汤百四十五

大黄四两　芒硝三合　瓜子半升　牡丹皮一两　桃仁五十枚

上五味，以水六升，煮取一升，去滓，内芒硝，再煎沸，顿服之。有脓，当下，如无脓，当下血。

肠痈五

肠痈之为病，其身甲错，腹皮急，按之濡，如肿状，腹无积聚，身无热，脉数，此为肠内有痈，薏苡附子败酱散主之。

肠痈者，痈之内及六腑者也。血气凝涩，外不华肤，故其身甲错。肠胃痞胀，故腹皮紧急。壅肿在内，故按之濡塌。形如肿状，其实肌肤未尝肿硬也。病因肠间痈肿，腹内原无积聚。瘀热在里，故身上无热，而脉却甚数。此为肠内有痈也。《灵枢·痈疽》：寒邪客于经脉之中则血涩，血涩则不通，不通则卫气归之，不得复反，故痈肿。寒气化为热，热胜则腐肉，肉腐则为脓，是痈成为热，而其先则寒也。寒非得湿则不凝，薏苡附子败酱散，薏苡去湿而消滞，败酱破血而宣壅，附子温寒而散结也。

薏苡附子败酱散百四十六

薏苡十分　附子二分　败酱五分

上三味，杵为末，取方寸匕，以水二升，煎减半，顿服。小便当下。

排脓汤百四十七

甘草二两　桔梗三两　生姜二两　大枣十枚

上四味，以水三升，煮取一升，温服五合，日再服。

排脓散百四十八

枳实十六枚　芍药六分　桔梗二分

上三味，杵为散，取鸡子黄一枚，以药散与鸡子黄相等，揉和令相得，饮和服之，日一服。

金疮六

病金疮，王不留行散主之。

金疮失血，温气外亡，乙木寒湿，必生风燥。王不留行散，甘草补中，厚朴行滞，椒、姜，暖血而扶阳，芩、芍，清肝而息风，蒴藋细叶行瘀而化凝，桑根、王不留行，通经而止血也。

王不留行散百四十九

王不留行十分，八月八日采，烧　甘草十分　厚朴二分　黄芩二分　芍药二分　蒴藋细叶十分，七月七日采，烧　桑东南根白皮十分，三月三日采，烧　干姜二分　川椒三分，除目、闭口，去汗

上九味，桑皮、蒴藋、王不留行三味烧灰存性，勿令灰过，各别捣筛，合治之为散，服方寸匕。小疮则粉之，大疮但服之，产后亦可服。如风寒，桑东南根勿取之。烧灰三物，皆阴干百日。

浸淫疮七

浸淫疮，从口流向四肢者可治，从四肢流来入口者不可治。浸淫疮，黄连粉主之。

《素问·玉机真脏论》：夏脉太过，则令人身热而肤痛，为浸淫。气交变论：岁火太过，身热骨痛，而为浸淫。《灵枢·痈疽》：发于足上下，名曰四淫。四淫者，疮之淫溢于四肢，即浸淫疮之谓也。热毒浸淫，从口流向四肢者，毒散于外，故可治，从四肢流来入口者，毒结于内，故不可治。黄连粉，泻热而清火也。

黄连粉百五十

黄连

原方阙载，大概以黄连一味作粉，粉疮上，以泻毒热也。

金匮悬解卷二十

妇　人

》 **妊娠**十一章

胎元化生，非有他也，气以煦之，血以濡之而已。气恶其滞，滞缘于湿，血恐其郁，郁因于风。妊娠养胎之要，燥土而行滞，润木而达郁，无余蕴矣。血统于乙木，气统于辛金，而肺病则湿，肝病则燥。以足厥阴主令于风木，手太阴化气于湿土，故行气以燥土为先，行血以润木为首。

仲景于妊娠之门，温、凉、燥、润，四法俱备，大要在建中而培土。中气健旺，而后用凉润于东南，以治木火，则血调矣，用温燥于西北，以治金水，则气调矣。气血均调而胎元化育，妊娠何得有余病也。

妊娠一妊娠一

师曰：妇人得平脉，阴脉小弱，其人渴，不能食，无寒热，名妊娠，桂枝汤主之（方见下利）。于法六十日当有此证，设有医治逆者，却一月，加吐下，则绝之。

妇人得平和之脉，而尺脉小弱，其人渴，不能食，外无寒热表证，此名妊娠。《难经》：命门者，诸神精之所舍，原气之所系也，男子以藏精，女子以系胞。盖子宫者，少阴肾之位也，故脉见于尺。胎之初结，气血凝蹇，不复流溢，故脉形小弱。胎妊方成，中气壅满，胃逆不降，故恶心呕吐，不能甘食。胃逆则金火皆升，是以发渴。桂枝汤，甘草、大枣，补其脾精，桂枝、芍药，调其肝血，生姜降逆止呕，妊娠初治之良法也。

于妊娠之法，六十日间，当有此证。设有医治之逆者，却一月之内而见此证，加以吐下之条者，日期浅近而吐下大作，此中气之败，不关胎故，则调燮中气，绝其病本也。

妊娠二 癥痼二

妇人宿有癥病，经断未及三月，而得漏下不止，胎动在脐上者，此为癥痼害，妊娠六月动者，前三月经水利时，胎也，下血者，后断三月，衃也，所以血不止者，其癥不去故也，当下其癥，桂枝茯苓丸主之。

妇人宿有癥痼之病，经断未及三月之久，而得漏下不止，胎动在脐上者，此为癥痼之害。盖癥痼不在子宫，所以受胎将及三月，胎气渐大，与癥痼相碍，此后经血被癥痼阻格，不得滋养胞宫，是以漏下不止。妊娠六月胎动者，前三月经水利时之胎也。经漏下血者，后断经三月之衃也。后断经三月，前经利三月，合为六月，其初漏下之血块，乃后断三月化胎之余血凝而成衃者也，所以此后之血不止者，无胎时窍隧空虚而莫阻，胎成血阻，而病漏下，此以其癥不去也，当下其癥。癥因土湿木郁而结，桂枝茯苓丸，桂枝、芍药，疏木而清风，丹皮、桃仁，破瘀而行血，茯苓泻水而渗湿，以渐而消磨之，此妊娠除癥之法也。

桂枝茯苓丸 百五十一

桂枝　芍药　桃仁去皮尖，熬　牡丹皮　茯苓等份

上五味，末之，炼蜜丸，如兔屎大，每日食前服一丸。不知，加至三丸。

妊娠三 胎胀三

妇人怀妊六七月，脉弦发热，其胎愈胀，腹痛恶寒者，少腹如扇，所以然者，子脏开故也，当以附子汤温其脏。

木郁则脉弦。木郁阳陷，故发热而恶寒。木郁克土，故胎胀而腹痛。木郁风生，故少腹凉气如扇。所以然者，土湿水寒，肝木不荣，陷而生风，疏泄失藏，致令子脏开张故也。当以附子汤，温其肾脏，苓、附，泻水而驱寒，参、术，补土而益气，芍药敛木而息风，水温土燥，木荣风息，则寒热止而痛胀消矣。

附子汤百五十二

方见《伤寒·少阴》。《金匮》失载，此取《伤寒》方补。

附子二枚，去皮　茯苓三两　人参二两　白术四两　芍药三两

上五味，以水八升，煮取三升，去滓，温服一升，日三服。

妊娠四 胞阻四

师曰：妇人有漏下者，有半产后因续下血都不绝者，有妊娠下血者，假令妊娠腹中痛，为胞阻，胶艾汤主之。

非经期而下血，如器漏水滴，谓之漏下。土弱木郁，不能养胎，则胎落而半产。半产后，肝脾遏陷，阳败而不能温升，因续下血不止。肝脾阳衰，胎成气滞，木郁血陷，故妊娠下血，如宿癥漏下之类。假令妊娠，腹中疼痛而下血，此为胞气阻碍，经血不得上行而下也。胞阻之病，因木郁风动，经脉寒涩而成。胶艾汤，芎、地、归、芍，养血而行瘀涩，阿胶、艾叶，润燥而温寒凝，甘草补土而暖肝气，木达则阻通矣。

胶艾汤百五十三

阿胶二两　艾叶三两　甘草二两　芎劳二两　干地黄六两　当

归三两　芍药四两

上七味，以水五升，清酒三升，合煮取三升，去滓，内胶，令消尽，温服一升，日三服。

妊娠五腹痛五

妇人怀妊，腹中疞痛，当归芍药散主之。

胎成气滞，湿土贼于风木，则腹中疞痛。当归芍药散，芎、归、芍药，润肝而行瘀，苓、泽、白术，泻湿而燥土也。

当归芍药散百五十四

当归三两　芍药一斤　芎䓖三两　茯苓四两　泽泻四两　白术四两

上六味，杵为散，取方寸匕，酒和，日三服。

妊娠六呕吐六

妊娠呕吐不止，干姜人参半夏丸主之。

中焦郁满，胃气上逆，则呕吐不止。干姜人参半夏丸，干姜、人参，温中而益气，半夏、姜汁，降逆而止呕也。

干姜人参半夏丸百五十五

干姜一两　人参一两　半夏二两

上三味，末之，以生姜汁糊为丸，如梧子大，饮服十丸，日三服（按：此方以生姜汁、炼蜜为丸，治反胃呕吐甚良。加茯苓，愈妙）。

妊娠七小便七

妊娠小便难，饮食如故，当归贝母苦参丸主之。

水生于肺金而泻于肝木，妊娠中气郁满，升降失职，金逆而生上热，木陷而生下热，源流堙塞，故小便艰难。当归贝母苦参丸，当归滋木而息风，贝母泻热而清金，苦参泻湿而利水也。

当归贝母苦参丸百五十六

当归四两　贝母四两　苦参四两

上三味，末之，炼蜜丸，如小豆大，饮服三丸，加至十丸。

妊娠八水气八

妊娠有水气，身重，小便不利，洒淅恶寒，起即头眩，葵子茯苓散主之。

妊娠，内有水气，身体沉重。土湿木郁，疏泄不行，故小便不利。木郁阳陷，阴气外束，故洒淅恶寒。水邪阻格，阳气升浮，故起即头眩。葵子茯苓散，葵子、茯苓，滑窍而泻水也。

葵子茯苓散百五十七

葵子一斤　茯苓三两

上二味，杵为散，饮服方寸匕，日三服。小便利，即愈。

妊娠九

妇人妊娠，宜常服当归散主之。

胎之结也，赖木气以生之，藉土气以养之，妊娠所以多病者，土湿而木燥也。燥则郁热而克土，故妊娠所以宜常服者，培养土木之剂也。当归散，白术燥土，归、芍润木，芎劳、黄芩，清热而行瘀，土旺木荣，妊娠无余事矣。

当归散百五十八

当归一斤　芍药一斤　芎劳一斤　黄芩一斤　白术半斤

上五味，杵为散，酒服方寸匕，日再服。妊娠常服即宜产，胎无疾苦。产后百病悉主之。

妊娠十养胎九

妊娠养胎，白术散主之。

胎之所以失养者，土湿水寒而木气郁结也。妊娠养胎，燥土暖水，疏木散结而已矣。白术散，术、椒，燥土而暖水，芎䓖疏木而达郁，牡蛎消瘀而散结，敛神而保精，养胎之善方也。

白术散百五十九

白术　蜀椒　芎䓖　牡蛎等份

上四味，杵为散，酒服一钱匕，日三服，夜一服。但苦腹痛，加芍药。心下毒痛，倍加芎䓖。心烦吐痛，不能食饮，加细辛一两，半夏大者二十枚，服之后，更以醋浆水服之。若呕，以醋浆水服之。服不解者，小麦汁服之。已后渴者，大麦粥服之，病虽愈，服之勿置。

妊娠十一伤胎腹满十

妇人伤胎，怀身腹满，不得小便，从腰以下重，如有水气状，怀身七月，太阴当养不养，此心气实，当刺泻劳宫及关元，小便微利则愈。

妇人伤胎，以致怀身腹满，不得小便，从腰以下沉重，如有水气之状。怀身七月，手太阴之经当养而不养，此浊阴上逆，填于阳位，心气郁塞而成实也。盖胎之结也，一月、二月，木气生之，三月、四月，火气长之，五月、六月，土气化之，七月、八月，金气收之，九月、十月，水气成之，五气皆足，而胎完矣。足太阴以湿土主令，手太阴从湿土化气，怀身七月，正手太阴当养之时，而气虚湿旺，故当养不养。湿旺则气滞，不能化水，故腹满而便癃，下重而如水状。湿气凝滞，火无降路，必克辛金而生上热，故心气成实。劳宫者，手厥阴之穴，脉动于掌心，刺劳宫以泻厥阴之滞，则心亦泻矣，以君相之火同气也。关元，任脉之穴，在脐下三寸，小肠之募，刺关元以泻小肠之滞，则心亦泻矣，以丙丁之火同气也。气通火化，小便微利，湿气渗泄，则病愈矣。

金匮悬解卷二十一

妇 人

》 产后十一章

妇人产后，血室空洞，阴虚之病固多，而温气亡泄，阳虚之病亦自不少，产后三病，痉、冒、便难，皆阴虚而兼阳弱者也。至于胃实腹痛，血瘀恶露，未尝不用泻下，此以物聚而成实耳。若非陈宿凝聚，不得实也。故产后之病，切以中气为主。盖血亡木枯，乃中气克伤之本，徒知木燥而不知土虚，非良工矣。

产后一 三病十一

问曰：新产妇人有三病，一者病痉，二者病郁冒，三者大便难，何谓也？师曰：新产血虚，多汗出，喜中风，故令病痉。亡血复汗，寒多，故令郁冒。亡津液，胃燥，故大便难。

新产血虚，多汗，易感风邪，风闭皮毛，血虚筋燥，经脉挛缩，故令病痉。亡血复汗，阳泄汗多，木遏阳陷，不能外发，阴邪闭束，清气幽埋，故令神昏而郁冒，汗亡津液，肠胃干燥，故窍涩而便难。此新产妇人之三病也。

产后二 郁冒十二

产妇郁冒，其脉微弱，呕不能食，大便反坚，但头出汗。所以然者，血虚而厥，厥而必冒，冒家欲解，必大汗出。以血虚下厥，孤阳上出，故头汗出。所以产妇喜汗出者，亡阴血虚，阳气独盛，故当汗出，阴阳乃复。大便坚，呕不能食，小柴胡汤主之

183

（方在呕吐）。

产妇阳陷，而病郁冒。温气亡泄，故其脉微弱。胃气上逆，故呕不能食。血脱肠燥，故大便反坚。阳不归根，故头上汗出。所以然者，血性温暖而胎君火，血脱则温气亡泻，寒盛而发厥逆，厥则木遏阳陷，必生郁冒。冒家欲解，阳气外达，必大汗出，以其发于群阴之中，透围而出，故作大汗也。血虚下厥，孤阳不归，泄而失藏，故头上汗出。盖阴中之阳下陷，则病郁冒，阳中之阳上逆，则见头汗也。所以产妇喜汗出者，以其亡阴血虚，阳不归根，独盛于上，蒸泄皮毛，故当汗出。阳随汗泄，与阴气相平，阴阳之颠倒而反常者，乃复其本位也。其大便坚硬，呕不能食者，胆胃上逆，饮食不下。宜小柴胡汤，柴、芩、半夏，清胆火而降胃逆，姜、甘、参、枣，补脾阳而滋肝血也。

产后三胃实发热十三

病解能食，七八日更发热者，此为胃实，大承气汤主之（方在痉病）。

郁冒病解，呕止能食，七八日后，更发热者，此产后阳虚，饮食不消，宿谷壅阻，阳格于外而发热也。病本为虚，而宿食停留，则为胃实，大承气下其宿食，则阳秘而热止矣。

产后四腹痛十四

产后腹中疠痛，当归生姜羊肉汤主之（方在寒疝）。并治腹中寒疝，虚劳不足。

产后阳亡土湿，血虚木燥，湿土遏陷，风木不达，郁迫击冲，则病腹痛。当归生姜羊肉汤，当归滋风木而润燥，生姜、羊肉，温肝脾而行郁，治腹痛血枯之良法，亦寒疝虚劳之善方也。

产后五腹痛烦满十五

产后腹痛，烦满不得卧，枳实芍药散主之。

产后腹痛，烦躁胀满，不得眠卧，是木燥而克土，土郁而气滞也。枳实芍药散，泻土郁而清木燥也。

枳实芍药散百六十

枳实烧令黑，勿太过　芍药等份

上二味，杵为散，服方寸匕，日三服。并主痈脓，以麦粥下之。

产后六瘀血十六

师曰：产妇腹痛，法当以枳实芍药散，假令不愈者，此为腹中有瘀血着脐下，宜下瘀血汤主之。

产妇腹痛，法当以枳实芍药散双泻土木之郁，假令不愈者，此为腹中有瘀血着于脐下，肝气郁阻而为痛也。宜下瘀血汤，桃仁、䗪虫，破其瘀血，大黄下其癥块也。

下瘀血汤百六十一

大黄三两　桃仁二十枚　䗪虫二十枚，去足

上三味，末之，炼蜜和为四丸，以酒一升，煎一丸，取八合，顿服之。瘀血下如豚肝。亦主经水不利。

产后七恶露不尽十七

产后七八日，无太阳证，少腹坚痛，此恶露不尽，不大便，烦躁发热，切脉微实，再倍发热，日晡时烦躁者，不食，食则谵语，至夜即愈，宜大承气汤主之，热在里，结在膀胱也。

产后七八日，无太阳表证，但觉少腹坚痛，此恶露之不尽也。其证不大便，烦躁而发热，若切其脉，或觉微实，再患加倍发热，日晡时益以烦躁者，此阳明之腑热。胃气郁满，必当不食，食则中气愈郁，燥热逆冲，而作谵语。至夜而阳消阴长，则愈。是宜大承气汤，泻其腑热。以其热在胃里，结在膀胱之府也。

盖胃肠内实，燥土克水，病及膀胱，膀胱燥结，肝木失滋，故血道瘀涩，恶露不行，木气遏陷，少腹坚痛也。大承气泻阳明之热，故膀胱清而恶露下。若有太阳表证，太阳者，膀胱之经，是宜解表之后，用桃核承气、抵当汤丸，以下瘀血。此无太阳证，全是阳明之累及膀胱，故但清阳明，膀胱自愈也。

产后八 中风十八

产后中风，续续数十日不解，头微疼，恶寒，时时有热，心下闷，干呕，汗出，虽久，阳旦证续在耳，可与阳旦汤（即桂枝汤，方在下利）。

产后太阳中风，续续数十日不解，头痛恶寒，时时有热，心下壅闷，干呕汗出，此皆太阳中风之证。日期虽久，太阳之阳旦证续在耳，可与阳旦汤，以解其表。

阳旦汤即桂枝汤。《伤寒·太阳篇》：伤寒脉浮，自汗出，反与桂枝汤，欲攻其表，此误也。问曰：证象阳旦，按法治之而增剧。答曰：病证象桂枝。是阳旦即桂枝，义甚明白。喻嘉言无知妄作，乃有桂枝加黄芩之论，又造阴旦之方。庸愚狂缪，何至于此！

产后九 中风发热十九

产后中风，发热，面正赤，喘而头痛，竹叶汤主之。

产后中风，发热，面色正赤，喘而头痛，此阳虚土败，水泛胃逆，肺气壅满，阳郁头面而不降也。竹叶汤，竹叶、桔梗，凉肺而下气，生姜、葛根，清胃而降逆，附子温寒而暖水，桂、防，燥湿而达木，甘、枣、人参，补中而培土也。

盖产后中气虚弱，一感风邪，郁其里气，脾肝下陷而生寒，胃胆上逆而生热。其发热面赤，喘促头痛，皆阳逆上热之证。即其胃逆而上热，知其脾陷而下寒，非寒水下旺，君相之火，不得格郁而不降也。

竹叶汤百六十二

竹叶一把　葛根三两　桔梗一两　生姜五两　附子一枚,炮
桂枝一两　防风一两　人参一两　甘草一两　大枣十五枚

上十味,以水一斗,煮取二升半,分温三服,温覆使汗出。
头项强,用大附子一枚,破之如豆大,入前药,扬去沫。呕者,
加半夏半升,洗。

产后十中虚烦呕二十

妇人乳中虚,烦乱,呕逆,安中益气,竹皮大丸主之。

妇人乳子,中气虚弱,胃土不降,相火上炎而生烦乱,浊气
熏冲而作呕逆,宜安中益气。竹皮大丸,竹茹、石膏,止呕而清
烦,甘草、桂枝,补中而下冲,白薇凉金而退热也。

竹皮大丸百六十三

生竹茹二分　石膏二分　桂枝一分　甘草七分　白薇一分

上五味,末之,枣肉和丸,弹子大,以饮服一丸,日三夜二
服。有热,倍白薇。烦喘者,加柏实一分。

产后十一下利二十

产后下利,虚极,白头翁加甘草阿胶汤主之。

产后阳衰土湿,木郁生热,风木疏泄,而病下利。亡血之
后,复苦泄利,虚惫极矣,宜白头翁汤清其湿热,加甘草以培中
气,阿胶以滋风木也。

白头翁加甘草阿胶汤百六十四

白头翁三两　黄连三两　黄柏三两　秦皮三两　甘草二两　阿
胶二两

上六味，以水七升，煮取二升半，内胶，令消尽，分温三服。

›› 附方

《千金》 三物黄芩汤十三

治妇人在草蓐，自发露得风，四肢苦烦热，头痛者，与小柴胡汤，头不痛，但烦者，此汤主之。

黄芩一两　苦参二两　干地黄四两

上三味，以水六升，煮取三升，温服一升。多吐下虫。

《千金》 内补当归建中汤十四

治妇人产后虚羸不足，腹中刺痛不止，吸吸少气，或苦少腹中急，痛引腰背，不能饮食。产后一月，日得服四五剂为善，令人强壮。

当归四两　桂枝三两　芍药六两　甘草二两　大枣十二枚　生姜三两

上六味，以水一斗，煮取三升，温分三服，一日令尽。若大虚，加饴糖六两，汤成内之，于火上暖令饴消。若去血过多，崩伤内衄不止，加地黄六两、阿胶二两，合八味，汤成内阿胶。若无当归，以芎䓖代之。若无生姜，以干姜代之。

金匮悬解卷二十二

妇 人

妇人杂病，缘于脾肾寒湿，风木枯燥，淫泆而传化也。或有寒水不能生木，木郁而变热者，究竟标热而本寒。除热入血室外，余皆阳浮假热之病，未可恣用阴凉之品。末以因虚积冷，总结妇人诸证，妊娠、产后、杂病，共计三十六证，无不皆然也。

杂病一热入血室二十二

妇人中风，发热恶寒，经水适来，得之七八日，热除，脉迟，身凉和，胸胁满，如结胸状，谵语者，此为热入血室也，当刺期门，随其实而泻之。

此段见《伤寒·少阳篇》。妇人中风，发热恶寒，而值经水适来之时。得之七八日后，热解，脉迟，身体凉和，是当愈矣。乃胸胁胀满，如结胸之状，而作谵语者，此为热入血室，热不在外而在内也。盖少阳之经，下胸贯膈，而循胁里，经气不降，横塞胸胁，故满如结胸。相火逆升，而烁心液，故作谵语。以肝主血，心主脉，甲乙同气，君相交通，故血热而心病。当刺厥阴之期门，泻其经中之实热，以散血室之瘀蒸也。

杂病二

妇人中风，七八日续来寒热，发作有时，经水适断，此为热入血室，其血必结，故使如疟状，发作有时，小柴胡汤主之（方在呕吐）。

此段见《伤寒·少阳篇》。妇人中风，七八日后，续得寒热往来，发作有时之证，而值经水适断之时者，此为热入血室，其血必当瘀结。热结血分，少阳之经气不得外达，阴阳交争，互相束闭，故使寒热如疟，发作按时。小柴胡发少阳之经邪，热去则血可自下。不下，然后用下瘀之剂也。

妇人中风，而值经水适来、适断之时，及当经传少阳，相火郁发，不得泄路，邪热随经内传，必入血室。以其经脉新虚，最易受邪也。

杂病三

妇人伤寒发热，经水适来，昼日明了，暮则谵语，如见鬼状者，此为热入血室，治之无犯胃气及上二焦，必自愈。

此段见《伤寒·少阳篇》。妇人伤寒发热，而值经水适来之时，昼日清白明了，暮则谵语，如见鬼状者，此为热入血室。以血为阴，夜而阳气入阴，血热发作，故谵妄不明。治之勿犯中焦胃气及上焦清气，必自愈也。

杂病四

阳明病，下血谵语者，此为热入血室，但头汗出，当刺期门，随其实而泻之，濈然汗出而愈。

此段见《伤寒·阳明篇》。阳明病，下血而谵语，此为胃热入于血室。盖心藏神，而神之魂藏于血，血热魂扰，故心神昏乱，而作谵语。头为手足六阳所会，阳气上蒸，表不能闭，故头上汗出。而身无汗，则热入血分，不得外泄。宜刺厥阴之期门，以泻血热。随其实处而泻之，一得濈然汗出，则热解而病愈矣。

杂病五 半产漏下二十三

寸口脉弦而大，弦则为减，大则为芤，减则为寒，芤则为虚，寒虚相抟，此名曰革，妇人则半产漏下，旋覆花汤主之。

此段见《伤寒·脉法》，及虚劳、吐衄二篇。水寒木枯则脉弦，营虚卫浮则脉大，弦则阳衰而外减，大则阴衰而内芤，减则阳气不足而为寒，芤则阴血不充而为虚，寒虚相合，此名曰革，如鼓之外硬而中空也。气血虚寒，脉如皮革，妇人见此，则胎孕殒落而半产，经脉沉陷而漏下。旋覆花汤，旋覆花行经脉之瘀，葱白通经气之滞，新绛止崩而除漏也。

旋覆花汤百六十五

旋覆花三两　葱白十四茎　新绛少许

上三味，以水三升，煮取一升，顿服之（新绛，即织黄绢）。

杂病六陷经漏黑二十四

妇人陷经，漏下黑不解，胶姜汤主之。

妇人经水，温则升而赤，寒则陷而黑。血藏于肝而肝生于肾，肾寒不能生木，木郁血陷，则漏下黑色。久而不解，此以寒水之失藏，风木之善泄也。胶姜汤，阿胶滋木而息风，干姜温肝而暖血也。

胶姜汤百六十六

阿胶　干姜

原方阙载

杂病七经水不利二十五

妇人经水不利下，抵当汤主之。

经水不利，必有瘀血壅阻，宜抵当汤下其瘀血也。

抵当汤百六十七

方见《伤寒·太阳》

水蛭三十枚，熬　虻虫三十枚，熬，去翅足　桃仁二十枚，去皮尖　大黄三两，酒浸

上四味，为末，水五升，煮取三升，去滓，温服一升。不下，再服。亦治男子膀胱满急，有瘀血者。

杂病八带下二十六

问曰：妇人年五十所，病下利数十日不止，暮即发热，少腹里急，腹满，手掌烦热，唇口干燥，何也？师曰：此病属带下。何以故？曾经半产，瘀血在少腹不去。何以知之？其证唇口干燥，故知之。当以温经汤主之。

妇人年五十所，病下利数十日不止，脾土湿陷而风木疏泄也。土湿水寒，暮而阳不内敛，是以发热。乙木郁陷，不得升达，故腹满里急。手厥阴之脉，行手掌而上中指，手少阴之脉，行手掌而走小指，下寒而君相之火不根于水，故手掌烦热。阴精脱泄，肺津枯槁，故唇口干燥。此属带下之证，以曾经半产，瘀血在少腹不去，阴精不能上济，故少阴失其闭藏，厥阴行其疏泄，下流而为带也。盖神藏于心，精藏于肾，半产之家，肾气虚寒，瘀血凝涩，结于少腹，阻格阴阳交济之路，故阴精流溢下脱，而为带证。《素问·骨空论》：任脉为病，男子内结七疝，女子带下瘕聚。以任者，诸阴之统任，任中阳秘，则能受妊，任脉寒冷，阴精失温，凝聚则为瘕，流溢则为带。阴精之不脱者，带脉横束，环腰如带，为之收引也，水寒木陷，带脉不引，故谓之带下。何以知其为带下也？其证唇口干燥，是阴精之下脱而不上济，故知之也。带下之病，下寒上热，下寒故下利里急，上热故烦热干燥。此当温肾肝两经之下寒，温经汤，归、胶、芍药，养血而清风，丹、桂、芎劳，破瘀而疏木，半夏、麦冬，降逆而润燥，甘草、人参，补中而培土，茱萸、干姜，暖血而温经也。

温经汤百六十八

当归二两　芎劳二两　芍药二两　阿胶二两　桂枝二两　丹皮二两　半夏一两　麦冬一两，去心　人参二两　甘草二两　干姜二两　茱萸三两

上十二味，以水一斗，煮取三升，分温三服。亦主妇人少腹寒，久不受胎。兼治崩中去血，或月水来过多，或至期不来。

杂病九

带下，经水不利，少腹满痛，经一月再见者，土瓜根散主之。

妇人带下，经水不利，此以血瘀而不流也。血瘀木陷，不得升达，则少腹满痛。木陷风生，经水疏泄，则一月再见。土瓜根散，桂枝、芍药，达木而清风，土瓜根、䗪虫，破瘀而行血也。

土瓜根散百六十九

土瓜根三分　䗪虫三分　桂枝三分　芍药三分

上四味，杵为散，酒服方寸匕，日三服。阴癫肿，亦主之。

杂病十

妇人经水闭不利，脏坚癖不止，中有干血，下白物，矾石丸主之。

妇人经水闭涩不利，脏中坚癖不止，中有干血，阻阴精之上济，而下白物。血瘀因于木陷，木陷因于土湿，土湿遏抑，木气不达，故经水不利。木陷而风生，疏泄失藏，精液流溢，故下白物。矾石丸，矾石收湿淫而敛精液，杏仁破滞气而消痞硬也。

矾石丸百七十

矾石三分，烧　杏仁一分

上二味，末之，炼蜜丸，枣核大，内脏中。剧者再内之。

杂病十一 吐涎心痞二十七

妇人吐涎沫，医反下之，心下即痞，当先治其吐涎沫，小青龙汤主之（方在痰饮）。涎沫止，乃治痞，半夏泻心汤主之（方在呕吐）。

妇人时吐涎沫，此水气内格，肺金不降，津液凝瘀而上溢也。医下之，土败胃逆，浊气填塞，心下即痞。当先治其吐涎沫，以小青龙汤泻其积水，涎沫即止。乃治其痞，痞证浊阴痞塞，阳不根阴，二火升炎，下寒上热，半夏泻心汤，姜、甘、参、枣，温补中脘之虚寒，黄芩、黄连，清泻上焦之郁热，半夏降浊而消痞也。

杂病十二 脏燥悲伤二十八

妇人脏燥，悲伤欲哭，象如神灵所作，数欠伸，甘麦大枣汤主之。

肺属金，其气燥，其志悲，其声哭，妇人脏燥，则悲伤欲哭，象如神灵所作，不能自由。盖五行之气，升于九天之上，则畅遂而为喜，喜者，心之志也，陷于九地之下，则幽沦而为恐，恐者，肾之志也，方升未升，喜之未遂，则郁勃而为怒，怒者，肝之志也，方陷未陷，恐之将作，则凄凉而为悲，悲者，肺之志也。以厥阴风木之气，善耗津血，风动而耗肺津，肺金枯燥，故悲伤欲哭。欠者，开口而呵气，伸者，举臂而舒筋，阴阳之相引也。日暮阳降，则生欠伸，欠伸者，阴引而下，阳引而上，未能即降也。金主降，燥金欲降而肾阴又引之，故数作欠伸。甘麦大枣汤，甘草培土，大枣滋乙木而息风，小麦润辛金而除燥也。

甘麦大枣汤 百七十一

甘草三两　小麦一升　大枣十枚

上三味，以水六升，煮取三升，分温三服。亦补脾气。

杂病十三咽中炙脔二十九

妇人咽中如有炙脔，半夏厚朴汤主之。

温土堙塞，浊气上逆，血肉凝涩，结而不消，则咽中如有炙脔，半夏厚朴汤，茯苓泻湿而消瘀，朴、半、姜、苏，降逆而散滞也。

半夏厚朴汤百七十二

半夏一升　厚朴三两　生姜五两　干苏叶二两　茯苓四两

上五味，以水一斗，煮取四升，分温四服，日三夜一服。

杂病十四腹中疾痛三十

妇人腹中诸疾痛，当归芍药散主之（方在妊娠）。

妇人腹中诸疾痛，无非风木之克湿土，气滞血凝之病也。当归芍药散，芎、归、芍药，养肝血而行瘀，苓、泽、白术，燥土气而泻满，与妊娠之腹痛，无二法也。

杂病十五

妇人腹中痛，小建中汤主之（方在虚劳）。

妇人腹中痛，风木之克土也。小建中汤，桂枝倍芍药而加胶饴，泻风木而滋脾精也。

杂病十六血气刺痛三十一

妇人六十二种风，腹中血气刺痛，红蓝花酒主之。

妇人六十二种风，总因营血之瘀燥，风木之失养也。红蓝花酒，养血行瘀，以达风木也。

红蓝花酒百七十三

红蓝花一两

上一味，以酒一大升，煎减半，顿服一半。未止，再服。

杂病十七 水与血结三十二

妇人少腹满，如敦①状，小便微难而不渴，生后者，此为水
与血俱结在血室也，大黄甘遂汤主之。

妇人少腹胀满，其状如敦，小便微难而不渴，病在生产之后者，
以水寒土湿，乙木抑遏，积水与瘀血俱结于血室，故腹满而便难也。
大黄甘遂汤，阿胶清风而润木，大黄、甘遂，下瘀血而行积水也。

大黄甘遂汤 百七十四

大黄 四两　甘遂 二两　阿胶 二两

上三味，以水三升，煮取一升，顿服之。其血当下。

杂病十八 转胞三十三

问曰：妇人病饮食如故，烦热不得卧，而反倚息者，何也？
师曰：此名转胞，不得溺也，以胞系了戾，故致此病，但利小便
则愈，肾气丸主之（方在消渴）。

妇人病饮食如故，烦热不得卧寐，而反倚物而布息者，此名
转胞，不得溺也。以胞系了戾回转，故致此病。此缘土湿水寒，
而木气郁燥，不能疏泄也。湿寒结滞，溺孔凝涩不开，胞满而不
出，则气鼓而系转。水溺不行，浊气莫泄，肺气逆升，郁而生
热，故烦热倚息，不得眠卧。病不在胃，是以饮食如故。肾气
丸，苓、泽，泻水而燥湿，丹、桂，疏木而达郁，地黄清风而润
燥，附子暖肾而消瘀，山萸、薯蓣，敛肝气而摄水也。

杂病十九 阴吹三十四

胃气下泄，阴吹而正喧，此谷气之实也，猪膏髪煎主之（方
在黄疸）。

① 敦：古代盛粮食的器具，口底皆锐，腰部硕大突出。少腹部如敦状，是形容
少腹胀满并隆起如球形。

胃中浊气下泄，前阴气吹而喧鸣，此谷气之实，后窍结塞而不通也。猪膏髮煎，猪膏、乱髮，利水而滑大肠，泻湿而通膀胱也。

杂病二十阴寒三十五

妇人阴寒，温阴中坐药，蛇床子散主之。

妇人阴中寒冷，肾肝之阳虚也。宜以坐药，温其阴中。蛇床子散，去寒湿而暖水木也。

蛇床子散百七十五

蛇床子

上一味，末之，以白粉少许，和合相得，如枣大，绵裹内之，自然温。

杂病二十一阴疮三十六

妇人妊娠、产后、杂病，共计三十六证。

少阴脉滑而数者，阴中即生疮，阴中蚀疮烂者，狼牙汤洗之。

手少阴脉动神门（在小指后，掌下高骨间）。足少阴脉动太溪（在足内踝）。此少阴脉，即尺中也。尺脉滑而数者，水寒土湿，生气不遂，木郁于水而生下热也。前阴者，肾肝之所司，木郁下热，阴中即生疮。阴中疮蚀肌肉而溃烂者，狼牙汤洗之，泻其湿热也。

狼牙汤百七十六

狼牙三两

上一味，以水四升，煮取半升，以绵缠箸如茧，浸汤沥阴中，日四遍。

杂病二十二

妇人之病，因虚积冷结气，为诸经水断绝。至有历年，血寒积结胞门。寒伤经络，凝坚在上，呕吐涎唾，久成肺痈，形体损分。在中盘结，绕脐寒疝，或两胁疼痛，与脏相连。或结热中，痛在关元，脉数无疮，肌若鱼鳞，时着男子，非止女身。在下为多，经候不匀，令阴掣痛，小腹恶寒，或引腰脊，下根气街，气街急痛，膝胫疼烦，奄忽眩冒，状如厥癫，或有忧惨，悲伤多嗔。此皆带下，非有鬼神。久则羸瘦，脉虚多寒。三十六病，千变万端。审脉阴阳，虚实紧弦。行其针药，治危得安。其虽同病，脉各异源。子当辨记，勿谓不然。

　　妇人之病，因于脾肾阳虚，积冷结气，隧窍阻塞，血瘀木陷，为诸经水断绝，不复流行。至有历年，血寒积结胞门，痞硬不消，此癥瘕之在下者。若寒伤经络，血脉结涩，则凝坚在上，壅其相火，逆刑辛金，呕吐涎唾，久成肺痈，肌肉消减，形体损分，此癥瘕之在上者。若在中盘结，绕脐寒疝作疼，或两胁疼痛，内与脏气相连，此癥瘕之在中而纯寒者。或结热于中，痛在脐下关元，脉数无疮，肌肤甲错，枯若鱼鳞，热结于内，男女交合，热淫传染，时着男子，非止但在女身，此癥瘕之在中而变热者。凡此诸病，起于肝肾，在下为多，往往经候参差，迟速不匀。或令阴器掣痛，少腹恶寒。或痛引腰脊，下根气街（气街，足阳明之动脉，在腿腹之交，又名气冲）。气街急痛，膝胫疼烦，奄忽眩冒，状如厥癫之疾，狂惑不精。或有忧惨，悲伤而多怒嗔。此皆带下之病使然，非鬼神之凭附也。盖上、中、下三部，一有气血寒凝，则阻格阴精上济之路，下流而为带下。血结精流，筋脉枯槁，木气不舒，故掣引作痛，悦怒乖常。久则身体羸瘦，脉虚多寒，而成劳伤不起之证。妇人妊娠、产后、杂病，共计三十六病，悉因此生。及其病成，则千变万端，不可胜数。医家于此，审脉之阴阳，虚实紧弦，行其针药，于以治危得安。其虽同为一病，而人之强弱不一，是以脉之阴阳，各异源流。子当辨记此说，勿谓不然。此穷妊娠、产后、杂病之源，而总结之也。

附录

金匮要略卷二十三

以下二卷，有方无论，不敢妄释。论者皆以为后人伪附，多不载此二卷，姑以古本所有录之。

杂疗方

退五脏虚热四时加减柴胡饮子方

柴胡　白术各八分　大腹槟榔四枚，皮不用　陈皮　生姜各五分
桔梗七分

以上冬三月，柴胡稍多。

柴胡　陈皮　大腹槟榔　生姜　桔梗　枳实

以上春三月，比冬减白术，加枳实。

柴胡　白术　陈皮　大腹槟榔　生姜　桔梗　枳实　甘草

以上夏三月，比春多甘草，仍用白术。

柴胡　白术　大腹槟榔　陈皮　生姜　桔梗

以上秋三月，与冬同，陈皮稍多。

上各㕮咀，分为三贴，一贴以水三升，煮取二升，分温三服，如人行四五里进一服。如四体壅，添甘草少许，每贴分作三小贴，以水一升，煮取七合，温服，再合滓为一服，重煮，都成四服。

长服诃黎勒丸方

诃黎勒　陈皮　厚朴各三两

上三味，末之，炼蜜丸，如梧子大，酒饮服二十丸，加至三十丸。

三物备急丸方

大黄　巴豆去皮心，熬，外研如泥　干姜各一两

上药各须精新，先捣大黄、干姜为末，研巴豆，内中，合治一千杵，用为散，蜜和丸亦佳，密器贮之，莫令歇气。主心腹诸卒暴百病，若中恶、客忤，心腹胀满，卒痛如锥刺，气急口噤，停尸卒死者，以暖水、苦酒服大豆许三四丸。或不能下，捧头起，灌令下咽，须臾当差。如未差，更与三丸，当腹中鸣，即吐下，便差。若口噤，亦须折齿灌之。

治伤寒愈不复紫石寒食散方

紫石英　白石英　赤石脂　钟乳煅　栝楼根　防风　桔梗　文蛤　鬼臼　太乙余粮各十分。烧　干姜　附子炮　桂枝各四分

右杵为散，酒服方寸匕。

救卒死方

薤，捣汁，灌鼻中。

雄鸡冠，割取血，管吹内鼻中。

猪脂，如鸡子大，苦酒一升，煮沸，灌喉中。

鸡肝及血，涂面上，以灰围四旁，立起。大豆二七粒，以鸡子白并酒和，尽以吞之。

救卒死而壮热者方

矾石半斤，以水一斗半，煮消，以渍脚，令没踝。

救卒死而目闭者方

骑牛临面，捣薤汁，灌耳中，吹皂角末鼻中，立效。

救卒死而张口反折者方

灸手足两爪后十四壮，饮以五毒诸膏散（有巴豆者）。

救卒死而四肢不收失便者方

马屎一斗，水三斗，煮取二斗，以洗之。又取牛洞（稀粪也）。一升，温酒灌口中，灸心下一寸，脐上三寸，脐下四寸，各一百壮，瘥。

救小儿卒死而吐利不知是何病方

狗屎一丸，绞取汁，以灌之。无湿者，水煮干者，取汁。

尸蹶脉动而无气，气闭不通，故静而死也治方

菖蒲屑，内鼻孔中吹之，令人以桂屑着舌下。

又方

取左角发方寸，烧末，酒和灌，令入喉，立起。

救卒死，客忤死，还魂汤主之方

麻黄三两　杏仁七十粒，去皮尖　甘草一两，炙

上三味，以水八升，煮取三升，去滓，分令咽之。通治诸干忤。

又方

韭根一把　乌梅七个　吴茱萸半斤，炒

上三味，以水一斗煮之，以病人栉内中三沸，栉浮者生，沉者死，取三升，去滓，分饮之。

救自缢死，旦至暮，虽已冷，必可治，暮至旦，少难也，恐此当言忿气盛故也。然夏时夜短于昼，又热，犹应可治。又云，心下若微温者，一日以上，犹可治之方

徐徐抱解，不得截绳，上下按被卧之。一人以脚踏其两肩，手少挽其发，当弦弦勿纵之。一人以手按据胸上，数动之。一人摩捋臂胫，屈伸之。若已僵，但渐渐强屈之，并按其腹。如此一炊顷，气从口出，呼吸，眼开，而犹引按莫置，亦勿苦劳之。须臾，可少与桂汤及粥清含与之，令濡喉，渐渐能咽吸，稍止。若

向令两人以管吹其两耳朵好。此法最善，无不活者。

凡中暍死，不可使得冷，得冷便死，疗之方

屈草带绕暍人脐，使三两人溺其中，令温。亦可用热泥和屈草，亦可扣瓦碗底，按及车缸，以着暍人脐，令溺，须得流去。此谓道路穷卒无汤，当令溺其中，欲使多人溺，取令温若汤，便可与之。不可泥及车缸，恐此物冷。暍既在夏月，得热泥土暖车缸，亦可用也。

救溺死方

取灶中灰两石余以埋人，从头至足，水出七孔，即活。

治马坠及一切筋骨损方

大黄一两，候汤成下　败蒲一握三寸，即蒲席也　桃仁四十九个，去皮尖，熬　绯帛如手大，烧灰　乱髪如鸡子大，烧灰　甘草如中指节，炙，剉　久用炊单布一尺，烧灰

上七味，以童子小便量多少，煎汤成，内酒一大盏，次下大黄，去滓，分温三服。先剉败蒲席半领，煎汤浴，衣被盖覆，须臾，通利数行，痛楚立瘥。利及浴水赤，勿怪，即瘀血也。

金匮要略卷二十四

禽兽鱼虫果食菜谷禁忌

凡饮食滋味，以养于生，食之有妨，反能有害。自非服药炼液，焉能不饮食乎。切见时人，不闲调摄，疾疾竟起，若（恐是莫字）。不因食而生。苟全其生，须知切忌者矣。

所食之味，有与病相宜，有与身相害。若得宜则益体，害则成疾，以此致危，例皆难疗。

凡煮药饮汁以解毒者，虽云救急，不可热饮。诸毒病得热更甚，宜冷饮之。

肝病禁辛，心病禁咸，脾病禁酸，肺病禁苦，肾病禁甘。春不食肝，夏不食心，秋不食肺，冬不食肾，四季不食脾。辨曰：春不食肝者，为肝气旺，脾气败，若食肝则又补肝，脾气败尤甚，不可救。又肝旺之时，不可以死气入肝，恐复魂也。若非旺时，即虚，以肝补之佳。余脏准此。

凡肝脏，自不可轻啖，自死者弥甚。凡心，皆为神识所舍，勿食之，使人来生复其对报矣。凡肉及肝，落地不着尘土者，不可食之。猪肉落水浮者，不可食。猪肉及鱼，若狗不食、鸟不啄者，不可食。猪肉不干，火炙不动，见水自动者，不可食之。肉中有如朱点者，不可食之。六畜肉，热血不断者，不可食之。父母及身本命肉，食之令人神魂不安。食肥肉及热羹，不得饮冷水。诸五脏及鱼，投地尘土不污者，不可食之。秽饭、馁肉、臭鱼，食之皆伤人。自死肉，口闭者，不可食之。六畜自死及疫死，则有毒，不可食之。兽自死，北首及伏地者，食之杀人。食生肉，饱饮乳，变成白虫（一作蛊）。疫死牛肉，食之令病洞下，亦致坚积，宜利药下之。脯藏米瓮中有毒，及经夏食之，发肾病。

治自死六畜肉中毒方

黄柏屑，捣服方寸匕。

治食郁肉食漏脯中毒方

郁肉，密器盖之隔宿者是也。漏脯，茅屋漏下沾着者是也。

烧犬屎，酒服方寸匕。每服人乳汁亦良，饮生韭汁三升亦得。

治黍米中藏干脯食之中毒方

大豆，浓煮汁，饮数升，即解。亦治狸肉漏脯等毒。

治食生肉中毒方

掘地深三尺，取其下土三升，以水五升，煮数沸，澄清汁，饮一升，即愈。

治食六畜鸟兽肝中毒方

水浸豆豉，绞取汁，服数升，愈。

马脚无夜眼者，不可食之。食酸马肉，不饮酒，则杀人（酸，当作骏，出《秦穆公·岐下野人传》：盖马肉无不酸者）。马肉不可热食，伤人心。马鞍下肉，食之杀人。白马黑头者，不可食之。白马青蹄者，不可食之。马肉、豚肉共食，饱醉卧，大忌。驴马肉合猪肉食之，成霍乱。马肝及毛，不可妄食，中毒害人。

治马肝中毒未死方

雄鼠粪二七粒，末之，水和服，日再服。

又方

人垢，取方寸匕，服之佳。

治食马肉中毒欲死方

香豉三两　杏仁三两

上二味，蒸一食顷，熟，杵之服，日再服。

又方

煮芦根，饮之良。

疫死牛，或目赤，或黄，食之大忌。牛肉共猪肉食之，必作寸白虫。青牛肠，不可合犬肉食之。牛肺从三月至五月，其中有虫如马尾，割去勿食，食则损人。牛羊猪肉，皆不得以楮木桑木蒸炙食之，令人腹内生虫。啖蛇牛肉杀人，何以知之？啖蛇者，毛发向后顺者是也。

治啖蛇牛肉食之欲死方

饮乳汁一升，立愈。

又方

以泔洗头，饮一升，愈。

牛肚，细切，以水一斗，煮取一升，暖饮之，大汗出，愈。

治食牛肉中毒方

甘草，煮汁饮之，即解。

羊肉其有宿热者，不可食之。羊肉不可共生鱼酪食之，害人。羊蹄甲中，有珠子白者，名悬筋，食之令人癫。白羊黑头，食其脑，作肠痈。羊肝共生椒食之，破人五脏。猪肉共羊肝和食之，令心闷。猪肉以生胡荽同食，烂人脐。猪脂不可合梅子食之。猪肉和葵食之，少气。鹿肉不可和蒲白作羹，食之发恶疮。麇脂及梅李子，若妊妇食之，令子青盲，男子伤精。麇肉不可合虾及生菜、梅李果食之，皆病人。痼疾人不可食熊肉，令终身不愈。白犬自死，不出舌者，食之害人。食狗鼠余，令人发瘘疮。

治食犬肉不消，心下坚，或腹胀，口干大渴，心急发热，妄语如狂，或洞下方

杏仁一升，合皮熟，研用

以沸汤三升，和取汁，分三服。利下肉片，大验。

妇人妊娠，不可食兔肉、山羊肉及鳖、鸡、鸭，令子无声音。兔肉不可合白鸡肉食之，令人面发黄。兔肉着干姜食之，成霍乱。凡鸟自死，口不闭，翅不合者，不可食之。诸禽肉，肝青者，食之杀人。鸡有六翻四距者，不可食之。乌鸡白首者，不可食之。鸡不可共胡蒜食之，滞气（一云鸡子）。山鸡不可合鸟兽肉食之。雉肉久食之，令人瘦。鸡卵不可合鳖肉食之。妇人妊娠食雀肉，令子淫乱无耻。雀肉不可合李子食之。燕肉勿食，入水为蛟龙所吞。

鸟兽有中毒箭死者，其肉有毒解之方

大豆煮汁，及盐汁，服之解。

鱼头正白如连珠，至脊上，食之杀人。鱼头中无腮者，不可食之，杀人。鱼无肠胆者，不可食之，三年阴不起，女子绝生。鱼头似有角者，不可食之。鱼目合者，不可食之。六甲日，勿食鳞甲之物。鱼不可合鸡肉食之。鱼不得合鸬鹚肉食之。鲤鱼鲊不可合小豆、藿食之，其子不可合猪肝食之，害人。鲤鱼不可合犬肉食之。鲫鱼不可合猴、雉肉食之（一云不可合猪肝食）。鳀鱼不可合鹿肉食之，令人筋甲缩。青鱼鲊不可合胡荽及生葵并麦中食之。鲵鳝不可合白犬血食之。龟肉不可合酒、果子食之。鳖目凹陷者，及厌下有王字形者，不可食之。鳖肉不得合鸡、鸭子食之。龟鳖肉不可合苋菜食之。虾无须，及腹下通黑，煮之反白者，不可食之。食脍饮乳酪，令人腹中生虫，为瘕。

脍食之在心胸中不化，吐复不出，速下除之，久成癥病，治之方

橘皮一两　大黄二两　朴硝二两

上三味，以水一大升，煮至小升，顿服，即消。

食鲙多不消，结为癥病，治之方

马鞭草

上一味，捣汁饮之，或以姜叶汁，饮之一升，即消。又可服吐药吐之。

食鱼后食毒两种烦乱治之方

橘皮，浓煮汁，服之即解。

食鯸鱼中毒方

芦根，煮汁服之，即解。

蟹目相向，足斑目赤者，不可食之。

食蟹中毒治之方

紫苏煮汁，饮之三升。紫苏子，捣汁饮之，亦良。

又方

冬瓜汁，饮二升。食冬瓜亦可。

凡蟹未遇霜，多毒，其熟者，乃可食之。蜘蛛落食中，有毒，勿食之。凡蜂、蝇、虫、蚁等集食上，食之致瘘。果子生食，生疮。果子落地经宿，虫蚁食之者，人大忌食之。生米停留多日，有损处，食之伤人。桃子多食，令人热，仍不得入水浴，令人病淋沥、热病。杏酪不熟，伤人。梅多食，坏人齿。李不可多食，令人胪胀。林禽不可多食，令人百脉弱。橘柚多食，令人口爽，不知五味。梨不可多食，令人寒中，金疮、产妇，亦不宜食。樱桃、杏多食，伤筋骨。安石榴不可多食，损人腹。胡桃不可多食，令人动痰饮。生枣多食，令人热渴气胀，寒热羸瘦者，弥不可食，伤人。

食诸果中毒治之方

猪骨_{烧过}

上一味，末之，水服方寸匕。亦治马肝、漏脯等毒。

木耳赤色及仰生者，勿食。菌仰卷及赤色者，不可食。

食诸菌中毒闷乱欲死治之方

人粪汁饮一升，土浆饮二升，大豆煮汁饮之。服诸吐利药，并解。

食枫柱菌而哭不止，治之以前方。其食野芋，烦毒欲死，治之以前方。其食野芋，烦毒欲死，治之以前方（其野芋根，山东人名魁芋。人种芋，三年不收，亦成野芋，并杀人）。

蜀椒闭口者，有毒，误食之，戟人咽喉，气病欲绝，或吐下白沫，身体痹冷，急治之方

肉桂煎汁饮之，多饮冷水一二升。或食蒜，饮地浆，或浓煮豉汁饮之，并解。

正月勿食生葱，令人面生游风。二月勿食蓼，伤人肾。三月勿食小蒜，伤人志性。四月、八月勿食胡荽，伤人神。五月勿食韭，令人乏气力。五月五日勿食一切生菜，发百病。六月七日勿食茱萸，伤神气。八月、九月勿食姜，伤人神。十月勿食椒，损人心，伤心脉。十一月、十二月勿食薤，令人多涕唾。四季勿食生葵，令人饮食不化，发百病。非但食中，药中皆不可用，深宜慎之。时病瘥未健，食生菜，手足必肿。夜食生菜，不识人。十月勿食被霜生菜，令人面无光，目涩，心痛，腰疼，或发心疟。疟发时，手足十指爪皆青，困委。葱韭初生芽者，食之伤人心气。饮白酒，食生韭，令人病增。生葱不可共蜜食之，杀人，独颗蒜弥忌。枣合生葱食之，令人病。生葱和雄鸡雉白、犬肉食

之，令人七窍经年流血。食糖蜜后，四日内食生葱韭，令人心痛。夜食诸姜蒜葱等，伤人心。芜青根多食，令人气胀。薤不可共牛肉作羹，食之成瘕病，韭亦然。莼多病（恐是食字）。动痔疾。野苣不可同蜜食之，作内痔。白苣不可共酪同食，作䘌虫。黄瓜食之，发热病。葵心不可食，伤人，叶尤冷，黄背紫茎者，勿食之。胡荽久食之，令人多忘。病人不可食胡荽及黄花菜。芋不可多食，动病。妊妇食姜，令子余指。蓼多食，发心痛。蓼和生鱼食之，令子夺气，阴核疼痛。芥菜不可共兔肉食之，成恶邪病。小蒜多食，伤人心力。

食躁或躁方

豉，浓煮汁，饮之。

钩吻与芹菜相似，误食之杀人，解之方

荠苨八两

上一味，水六升，煮取二升，分温二服。（钩吻生地，旁无他草，其茎有毛，以此别之）。

菜中有水莨菪，叶圆而光，有毒，误食之，令人狂乱如中风，或吐血，治之方

甘草，煮汁，服之即解。

春秋二时，龙带精入芹菜中，人偶食之为病，发时手背腹满，痛不可忍，名蛟龙病，治之方

硬糖二三升

上一味，日两度服，吐出如蜥蜴三五枚，瘥。

食苦瓠中毒治之方

梨根，煮汁，数服之，解。

扁豆寒热者，不可食之。久食小豆，令人枯燥。食大豆屑，忌啖猪肉。大麦久食，令人作癣。白黍米不可同饴蜜食，亦不可合葵食之。莜麦面多食之，令人发落。盐多食，伤人肺。食冷物，冰人齿。食热物，勿饮冷水。饮酒食生苍耳，令人心痛，夏月大醉汗流，不得冷水洗着身，及使扇，即成病。饮酒大忌灸腹背，令人肠结。醉后勿饱食，发寒热。饮酒食猪肉，卧秫稻穰中，则发黄。食饴糖饮酒，大忌。凡水及酒，照见人影动者，不可饮之。醋合酪食之。令人血瘕。食白米粥。勿食生苍耳，成走疰。食甜粥已，食盐即吐。犀角箸搅饮食沫出，及浇地坟起者，食之杀人。

饮食中毒烦满治之方

苦参三两　苦酒一升

上二味，煮三沸，三上三下，服之吐食出，即瘥。或以水煮亦得。又犀角汤亦佳。

贪食，食多不消，心腹坚满痛，治之方

盐一升　水二升

上二味，煮令盐消，分三服。当吐食出，便差。

矾石生入腹，破人心肝，亦禁水。商陆以水服，杀人。葶苈子敷头疮，药成（恐是气字）。入脑，杀人。水银入人耳及六畜等，皆死。以金银着耳边，水银则吐（吐，疑是出）。苦楝无子者，杀人。

凡诸毒，多是假毒以损元。知时，宜煮甘草，荠苨汁饮之，通治诸毒药。